湖南省创新型省份建设专项科普专题项目

QUANMIN DAJIANKANG 全民大健康——家庭中医护理攻略

青春有“理”不迷茫

——青少年家庭中医护理

QINGCHUN
YOU“LI”BU MIMANG
QINGSHAONIAN JIATING ZHONGYI HULI

丛书主编 罗尧岳
主编 杨金花

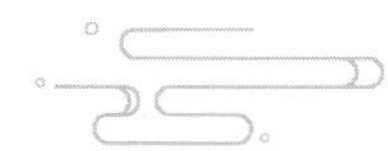

中南大學出版社
www.csupress.com.cn
·长沙·

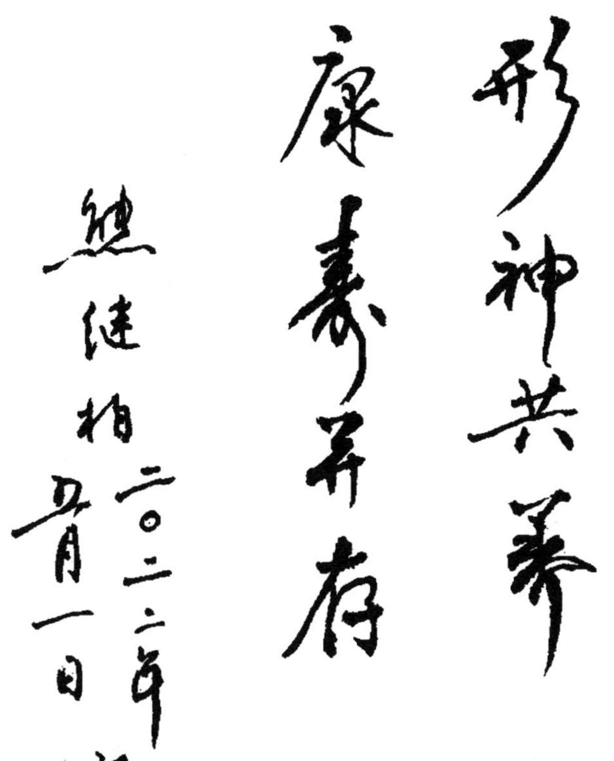
形神共养
康寿并存
熊继柏 二〇二二年
五月一日 题

编委会

◇ 丛书主编

罗尧岳(湖南中医药大学)

◇ 主　编

杨金花(湖南中医药大学)

◇ 副主编

雷　军(中南大学湘雅二医院)

伍永慧(湖南中医药大学)

◇ 编　委(按姓氏音序排列)

陈玉洁(湖南中医药大学第一附属医院)

范家琛(湖南中医药大学)

郭　萍(湖南中医药大学)

郭亚茹(河南省人民医院)

贺　萍(湖南省儿童医院)

黄　河(湖南中医药大学)

黄瑞瑞(湖南医药学院)

雷　军(中南大学湘雅二医院)

邱　晴(中南大学湘雅二医院)

任　拓(湖南中医药大学)

石奥利(湖南中医药大学)
吴　湘(湖南中医药大学)
伍永慧(湖南中医药大学)
杨金花(湖南中医药大学)
朱正刚(马来西亚理科大学)

◇ 绘　图

吉伽怡(湖南中医药大学)
薛梦彤(湖南中医药大学)
彭欣怡(湖南中医药大学)

丛书序 Preface

中医药是中国古代科学的瑰宝，也是打开中华文明宝库的钥匙。习近平同志殷殷嘱托，“切实把中医药这一祖先留给我们的宝贵财富继承好、发展好、利用好”。国家中医药管理局、中央宣传部、教育部、国家卫生健康委、国家广电总局共同制定的《中医药文化传播行动实施方案（2021—2025年）》明确指出，“到2025年，中医药对中华文化传承发展的贡献度明显提高，作为中华文明瑰宝和钥匙的代表意义和传导功能不断彰显，成为引导群众增强民族自信与文化自信的重要支撑”。

家庭是社会的细胞，每个人一生中绝大多

数时间都是和家人一起度过。将中医护理应用于家庭，无论是对个人健康，还是对中医护理进一步向基层拓展，促进国家中医药事业发展，都具有十分重要的作用。因此，探寻中医药健康文化家庭普及的路径及策略，正当其时，且十分必要。家庭中医护理的目的是培养老百姓具备一定的中医药健康文化素养，在中医药基本理论指导下开展饮食、运动、睡眠、传统保健等方面的家庭自助式护理，提高人民健康水平。

为充分发挥中医药“简、便、廉、验”等特点及中医护理在疾病预防、治疗、康复等方面的独特优势，促进中医护理进一步向家庭拓展，我们基于中医“治未病”的思想，按照人体生命全周期，以家庭自助式护理为核心，甄选出家庭常见健康问题、常见病症，精心编写了一套中医护理科普丛书，共6本图书：《好妈妈胜过好医生——婴幼儿家庭中医护理》《青春有“理”不迷茫——青少年家庭中医护理》《有中医好“孕”自然来——孕产妇家庭中医护理》《轻松度过更年期——家庭中医护理攻略》《中医助你过百寿——老年人家庭中医护理》《中医不是慢郎中——急救家庭中医护理》。“全民大健康——家庭中医护理攻略”的出版，是中医药文化传播的成果，也是护理工作者向《中华人民共和国中医药法》颁布5周年献上的一份礼物。

为创作兼具科学性和可读性的科普佳作，促进中医护理在家庭防病治病及康复中的推广，让读者一看就懂，懂了能用，丛书编委会严格筛选了一批常见病症，以临床案例为切入点，汇集临床常见问题并以一问一答的形式呈现，辅以精心原创的漫画、音频、视频等，尽可能将生涩的医学术语和深奥的中医理论直观、形象、有趣地表达。丛书出版将以纸质书、电子书、新媒体、微视频等相结合，通过二维码链接或配套出版发行。

普及中医养生健康生活方式，推广中医护理适宜家庭技术，促进中医药文化生活化，推动中医药文化更广泛地融入每个家庭，被更多群众认知和接受，是中医药教育者的初心和使命。探索建立中医药文化指导下的现代健康生活方式，努力实现中医药文化的创新发展，持续满足人民群众对日常保健、治病防病的需求，满足人民群众对美好生活的需求，是中医护理工作者的初心和使命。

星星之火，可以燎原。我们期待，中医护理延伸进千家万户，赋能广大人民群众健康地生活，健康地老去；我们期待，“信中医、爱中医、用中医”渐成更多人的习惯；我们期待，更多的人成为中医药文化的受益者、传播者。

是为序。

罗尧岳

2022 年 7 月于湖南中医药大学

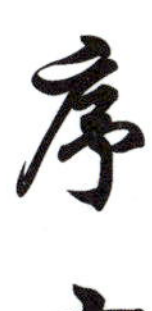

言 *Preface*

2021年5月，习近平同志在河南南阳调研时强调，“中医药学包含着中华民族几千年的健康养生理念及其实践经验，是中华民族的伟大创造和中国古代科学的瑰宝。”中医药学是我国珍贵的文化遗产，是打开中华文明宝库的钥匙，是中华文明得以延续和发展的重要保障，经历了数千年的沉淀与发展，直至今日依然熠熠生辉。中医药学积累了大量宝贵的健康养生理论及其技术，如药膳、传统功法、五行音乐疗法、推拿疗法、艾灸疗法、刮痧疗法、穴位贴敷等，这些在我们日常生活中处处可见，有着广泛的群众基础。

2016年2月26日，国务院发布《中医药发展战略规划纲要(2016—2030年)》,其中明确指出,推动中医药进校园、进社区、进乡村、进家庭,将中医药基础知识纳入中小学传统文化、生理卫生课程,同时充分发挥社会组织作用,形成全社会"信中医、爱中医、用中医"的浓厚氛围和共同发展中医药的良好格局。为了科普中医药知识,促进青少年健康成长,湖南中医药大学杨金花等学者组织编撰《青春有"理"不迷茫——青少年家庭中医护理》。希望通过本书向广大群众传播青少年家庭中医护理知识,使老百姓相信中医、热爱中医、使用中医。

本书编写的目的是向老百姓普及青少年家庭中医护理知识,因此,在保证内容科学性与专业性的前提下,尽量做到有趣味通俗易懂,有生活贴近实际,有方法实用性强。

(1)科学性:作为科普图书,科学性是第一要素。湖南中医药大学、湖南医药学院、马来西亚理科大学、中南大学湘雅二医院、湖南省儿童医院、河南省人民医院等高等院校以及医院的专家学者编撰本书,并进行反复推敲与审校,确保科普知识的科学性、专业性与权威性。

(2)通俗性:本书在编写过程中肩负着重要的使命,就是如何让深奥的中医药知识科普化,使博大精深的中医药理论妙趣横生,从而能够吸引读者。因此,需要对中医药理论进行反复"咀嚼"与加工,使文字做到简约凝练。本书虚拟了中医科普专家——“小杏”，并通过“小杏”与青少年或青少年妈妈的对话来回答健康问题，语言通俗易懂，贴近生活，让人耳目一新。

(3)实用性：本书内容贴近实际，凝练日常生活中常遇到的青少年健康问题，以青少年常见症状与疾病为导向，不仅使读者产生共鸣，还使其发现和了解生活中的常见健康问题。同时，授之以渔，提供中医药干预思路，做到有方法实用性强。本书还做到了图文并茂，通过大量的科普图片来展示青少年健康问题和中医药干预方法，读者阅读后可操作性强，非常实用。

总之，《青春有“理”不迷茫——青少年家庭中医护理》对于传播中医药文化、指导青少年的养生保健有很好的作用，实属中医药科普佳作，故乐意为之作序。

湖南中医药大学教授、博士生导师、

湖南医药学院院长　何清湖

2022年6月

前言 Foreword

习近平同志指出，中医药学凝聚着深邃的哲学智慧和中华民族几千年的健康养生理念及其实践经验，是中国古代科学的瑰宝，也是打开中华文明宝库的钥匙。几千年来，中医药作为抵御疾病、维护健康的重要手段，为中华民族的繁衍昌盛作出了不可磨灭的贡献。切实把中医药这一祖先留给我们的宝贵财富继承好、发展好、利用好，是建设健康中国、实现中国梦的一项重大战略任务。2016 年 8 月，中共中央政治局审议通过《“健康中国 2030”规划纲要》，强调面向全人群，提供全方位、全生命周期的健康保健服务和管理，切实维护和保障人民健康，提高健康水平和改善健康公平性。

青少年期是从儿童期到成年期的过渡时期，是“全生命周期”中的一个重要时期。关注和促进青少年的健康是建设健康中国，达到全民健康战略目标中非常关键的一个环节。近年来，众多研究发现，青少年面临很多身心健康问题，如青少年近视、厌食、肥胖、焦虑、抑郁等。《"健康中国2030"规划纲要》中的一个重要内容就是提高全民健康素养，建立健康的生活方式，强调"从小抓起，普及健康科学知识"。《青春有"理"不迷茫——青少年家庭中医护理》正是在"中医药进家庭"和"健康中国"大背景下编写的一本针对青少年常见症状和疾病的家庭中医护理科普图书。

本书从科普角度出发，介绍了青少年生长发育和保健；青少年常见症状的家庭中医护理，包括厌食、脱发和睡眠不佳等青少年常见症状；青少年常见疾病的家庭中医护理，包括近视、肥胖、青春痘、抑郁、焦虑和网瘾等青少年常见疾病，既关注青少年的身体健康，也重视其心理健康；此外，将青少年关注度较高的一些生活问题单列一章，并从中医护理保健层面给予指导。

在编写过程中，为增加阅读的趣味性，本书每一症状或疾病均以一个简短的临床小故事引出，并辅以形象生动的漫画。"小杏答疑"部分以对话形式展开，通俗易懂。"小杏支招"部分的内容均经高等院校及附属医院的专家、学者反复推敲与审校，确保科学性、专业性与权威性。书中涉及的家庭中医护理技术，以文字配图或视频的形式呈现，操作性强；中医膳食取材方便、制作方法简单，极具实用性……

希望本书的出版，能帮助青少年茁壮成长！能帮助中医药走进青少年，走进千家万户！

本书在编写过程中参考了大量中医护理相关资料，在此谨向这些作者深表谢意！由于水平有限，书内可能存在疏漏和错误，诚挚地希望读者批评指正。

编委会

2022年7月

目录

Contents

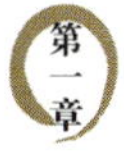

第一章 青少年生长发育和保健

青少年的生长发育过程非常复杂，并受许多因素影响。临床上许多问题涉及生长发育，异常的生长发育可能是某些疾病的主要临床表现。青少年保健是指通过探讨青少年生长发育规律及其影响因素，采取有效措施保护和促进青少年身心健康及社会能力发展。

第一节 青少年生长发育

人体的生、长、壮、老、已的生命过程，可分为幼年期、青年期、壮年期和老年期。每个阶段的生长发育情况是肾精和肾气决定的，并可以从齿、骨、发等肾之外候的变化中表现出来。《素问·上古天真论》记载："女子七岁，肾气盛，齿更发长；二七而天癸至，任脉通，太冲脉盛，月事以时下，故有子……丈夫八岁，肾气实，发长齿更；二八，肾气盛，天癸至，精气溢泻，阴阳和，故能有子……"所以，女子到了七岁，肾气旺盛，乳齿更换，头发开始茂盛；十四岁时，月经来潮，具备了生育的能力。男子到了八岁，肾气充实，头发开始茂盛，乳齿更换；十六岁时，肾气旺盛，具备了生育的能力。

一、学龄期生长发育特点

儿童从入小学起（6~7 岁）至青春期前的这段时间称为学龄期。此期儿童的体格发育稳步增长，乳牙开始脱落，长出恒牙，肌肉发育加强。除生殖系统外，各系统器官发育已接近成人。大脑皮质进一步发育，理解、分析、综合和学习能力逐步增强，是长知识、接受文化教育的重要时期，是小儿心理发展的一个重大转折时期。此期机体抵抗力增强，感染性疾病减少，但免疫反应性疾病的发病率仍较高。

学龄期儿童体重稳步增长，年增长约 2 千克。身高（长）也稳步增加，至青春期早期开始出现第二个身高增长加速期，可用以下公式粗略估计：身高（厘米）= 年龄×7+75。身高的增长与遗传、种族、内分泌、营养、运动和疾病等因素有关。明显的身材异常往往由甲状腺功能减退、生长激素缺乏、长期严重营养不良、佝偻病等引起。短期的疾病与营养波动不会明显影响身高。

二、青春期生长发育特点

从第二性征出现到生殖功能基本发育成熟，身高停止增长，这段时期称为青春期，年龄一般为 10~20 岁。女孩青春期开始的年龄和结束的年龄都比男孩早 2 年左右。青春期的开始和结束年龄存在较大个体差异，可相差 2~4 岁。近年来，儿童进入青春期的平均年龄有提早的趋势。

（一）青春期体格生长特点

青春期是儿童生长发育为成人的过渡期，受性激素等因素的影响，体格生长处于出生后的第二个高峰，尤其是身高增长迅速，称身高增长高峰（peak height velocity，PHV），有明显的性别差异。

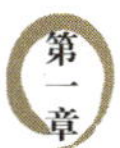

1. 身高

女孩多在 9～11 岁乳房发育，男孩多在 11～13 岁睾丸增大，标志着青春期开始。青春期始动 1～2 年后，身高开始加速增长，达 PHV，并持续 2.5～3 年，女孩平均年增高 8～9 厘米，男孩平均年增高 9～10 厘米。在第二生长高峰期，身高增长值约为最终身高的 15%，青春期开始和持续的时间受多种因素的影响，个体差异较大。生长高峰提前者，身高的停止增长较早。男孩的 PHV 较女孩的 PHV 约晚 2 年，意味着男孩多长约 10 厘米，因此男孩一般比同龄女孩高 12～13 厘米。

2. 体重

青春期人体体重与身高同时增长，无论男女，体重都增长 25～30 千克，体重增长值约为成人理想体重的 25%。

3. 体型

青春期儿童体型发生显著改变，由于不同性别之间在身高、胸围、肩宽、骨盆宽等形态发育方面有着一定的差异，各部位处于不同的突增阶段。男孩肩宽突增幅度较大，女孩则以骨盆的突增幅度更为明显。胸围的变化和肩宽类似。男孩因生长期较长，形成身材较高大、肌肉发达、肩背宽的体格特征；女孩则一般形成身材较男孩矮小，但体脂丰满、骨盆宽的体格特征。

4. 体成分

青春期人体的体成分受到性激素影响也会发生很大变化：雄激素有促进钙盐在骨骼沉着、促进蛋白质合成、降低氨基酸分解的作用，故男性身材高大、肌肉有力。雌激素则促使全身皮下脂肪沉积，引起骨干与骨骺早期融合，形成较矮且丰满的体形。

（二）心理与社会适应能力发展相对缓慢

青春期是人一生中极为特殊的时期。此期青少年生理发育十分迅速，使他们产生了成人感，在对人对事的态度、情绪、情感的表达以及行为的内容和方式等方面都发生了明显的变化。他们渴望社会、学校和家长能给予他们成人式的信任和尊重。但他们的心理水平尚处于从幼稚向成熟发展的过渡时期，思维方式还处于从经验型向理论型的过渡，看待事物带有很大的片面性及表面性；在人格特点上，还缺乏成人那种深刻而稳定的情绪体验，缺乏承受压力、克服困难的意志力；社会经验也十分欠缺。故其身心发展处在一种非平衡状态，容易出现心理冲突和矛盾。此外，由于性的成熟，他们对异性产生了好奇，滋生了对性的渴望，但这种愿望和情绪又不能公开表现，所以，他们常感到压抑。

1. 反抗性与依赖性

由于青少年产生了强烈的成人感，具有强烈的独立意识，他们常处于一种与成人相抵触的情绪状态中，不愿听取父母、老师及其他成人的意见。但是，事实上，他们的内心并没有完全摆脱对成人的依赖，只是依赖的方式有所变化，希望从成人那里得到更多精神上的理解、支持和保护。

2. 闭锁性与开放性

进入青春期后，青少年的内心活动丰富了，但表露于外的东西却少了，加上他们对外界的不信任和不满意，会产生自我封闭的心理反应。与此同时，他们又常感到孤独和寂寞，希望有人来关心和理解他们，因而不断地寻找朋友，一旦找到，就会推心置腹，毫无保留。

3. 自满和自卑

青少年尚不能确切地认识自己的能力，很难对自己作出一个全面而恰当的评价，偶然的成功会使他们认为自己很优秀而沾沾自喜；偶然的失败又使他们认为自己很无能而自卑。

由上可知，青少年常处于各种心理矛盾的包围之中，如果这些矛盾不能得以顺利解决，就可能在其情绪、情感、性格及行为等方面出现异常，甚至出现严重的心理及行为偏差。所以，青少年的心理、情绪及行为问题的及早发现、尽早调整，对他们身心的正常发展具有重要意义。

三、人各有质，体病相关

身体是非常奇妙的！为什么在相同的环境下，每个人的状态表现各不相同？比如说，夏天的时候，都在一个教室里学习，有些同学会出汗、烦躁，而有些人却毫无影响。冬天到了，有些同学会感冒，有些同学则不会。甚至，同一种病邪侵犯不同人群所表现出的症状也各不相同，比如同样是感受风邪，有些人患的是风热感冒，有些人患的却是风寒感冒。

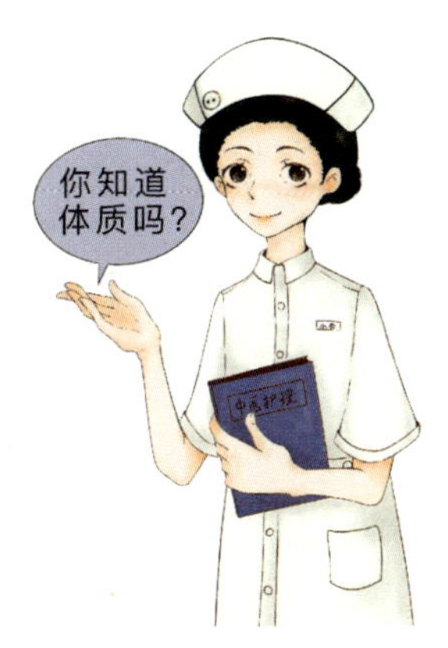

这是每个人的体质差异造成的。“体”，指身体，“质”为性质、本质。所谓体质，就是机体因为脏腑、经络、气血、阴阳等的盛衰偏颇而形成的素质特征。体质现象是人类生命活动的一种重要表现形式，是人体在生命过程中，在先天禀赋和后天获得的基础上所形成的形态结构、生理功能和心理状态方面综合的、相对稳定的固有特质。每个人的脏腑、经络、气血、阴阳都各有特点，所以每个人身体的性质也各不相同。

不同的体质决定着疾病的易感性和倾向性。例如，寒性体质者，多形体肥胖、容易疲劳、多汗、多痰、畏寒怕冷、喜食热物等；热性体质者，多形体消瘦、易于激动、畏热喜凉、五心烦热，喜食冷物或冷饮等。中医学中有个词叫"同气相求"，体质与疾病的关系就是如此，如果身体体质和病邪性质相类同，它们就特别容易玩到一块，擦出"爱的火花"。

因此，青少年生长发育有共性，也有差异。如果我们认不清自己的体质，就会在治疗、预防、养生方面走许多冤枉路。中医体质辨识，即以人的体质为认知对象，从体质状态及不同体质分类的特性出发，把握其健康与疾病的整体要素与个体差异，从而制定科学合理的防治原则，选择相应的治疗、预防、养生方法，进行"因人制宜"的干预，这是中医药的优势，也是中医药的特色。

第二节　青少年保健

脾胃是后天之本，气血生化之源。中医学认为，"失胃气则亡，得胃气则昌"，脾胃之气是立身之本，也是健康长寿的保障。脾在中医五行中属"土"，土就是土地，土地是一切万物的生存根本，所以非常重要。金元时期的名医大家李东垣，非常重视后天脾胃的调养，他认为"百病皆由脾胃衰而生也"。因为脾胃内伤而虚弱，不能化生气血，气血不足以维持身心活动，就难以防御外邪的侵害，往往引起疾病。因此，青少年保健尤要重视调养脾胃。除此之外，还要关注日常生活护理、避免意外伤害、重视疾

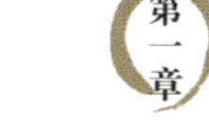

病预防和心理卫生。

一、学龄期儿童保健

学龄期儿童智力发育更加成熟，对事物具有一定的分析、理解能力，认知和心理功能发展非常迅速，是儿童接受科学文化教育的重要时期，也是儿童心理发育上的一个重要转折时期。这一时期机体抵抗力增强，但要注意用眼卫生和口腔卫生，端正坐、立、行姿势，防治精神、情绪和行为等方面的问题。

（一）合理营养

学龄期儿童的膳食应营养充分而均衡，以满足儿童体格生长、心理和智力发育，适应紧张的学习生活的需求。要重视早餐和课间加餐，小学生常因晨起食欲不佳及赶时间而进食不足，要注意保证早餐的质和量，最好于上午课间补充营养食品，以保证学生体格的生长发育，保持精力充沛。同时，要特别重视补充强化铁食品，以减低贫血发病率。家长在安排饮食时，可让儿童参与制订菜谱和准备食物，以增加其食欲。学龄期儿童的饮食习惯和方式受大众传媒、同伴和家人的影响较大。家人应进行营养卫生宣教，纠正子女挑食、偏食、吃零食、暴饮暴食等不良习惯。

（二）日常生活护理

1. 体格锻炼

学龄期儿童应每天进行户外活动和体格锻炼，要注意活动的兴趣性、适合性、安全性及娱乐性。系统的体育锻炼，如体操、跑步、球类活动、游泳等均能促进儿童体力、耐力的发展。体格锻炼时，内容要适当，宜循序渐进，不能操之过急，应教会他们适当的技巧和安全防护措施。

2. 睡眠

根据年龄、活动量、健康状况等因素制订个性化的休息和睡眠方案，养成按时上床和起床的习惯，每天保证 9～10 个小时的睡眠时间。

3. 牙齿保健

青少年正处于换牙的关键时期，应注意口腔卫生，定期进行牙科检查。培养每日早晚刷牙、餐后漱口的习惯，预防和治疗龋齿、牙齿错位咬合、牙痛、口腔感染等疾病。

4. 预防近视

学龄期儿童应特别注意保护视力，年龄与近视发病率的关系曲线见下图。教育儿童写字、读书时书本和眼睛应保持 30 厘米左右的距离，保持正确姿势。要在光线充足的地方学习，看书写字时间不能太长，写字不要过小过密，并勤做眼保健操。一旦发生近视，要及时到医院进行检查和治疗。

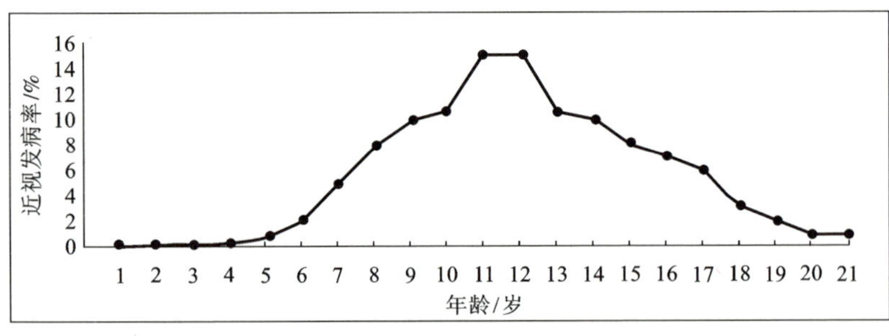

年龄与近视发病率的关系曲线

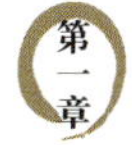

5. 培养正确的坐、立、行等姿势

学龄期是骨骼生长发育的重要阶段，儿童骨骼的可塑性很大，如果儿童经常保持某些不良姿势，如听课、看书、写字时弯腰、歪头、扭身，站立和行走时歪肩、驼背等，会影响胸廓的正常发育，造成骨骼畸形。

(1)听课、阅读时，应抬头，两肩放平，躯干挺直，两臂自然下垂，大腿平放椅面上，腰部靠在椅背上，两小腿与地面垂直或稍向前伸，脚平放于地上，这样身体放松、舒适，不易疲劳。阅读时，书本应与桌面呈 30°~40°，使书本与视线呈直角，可避免颈部肌肉的疲劳。

(2)写字时，头稍向前倾，两臂等长地放在桌上，前胸与桌沿保持约 1 拳的距离，眼与书本也要保持一定的距离，不要过近。

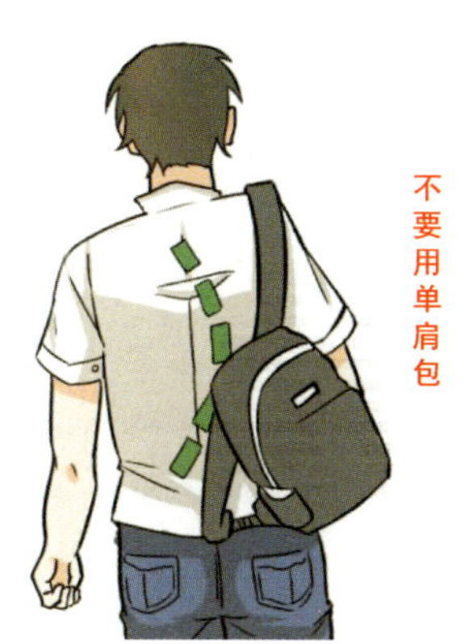

(3)站立时，两臂自然下垂，挺胸收腹。休息时两足交替伸出，不要固定一侧。

(4)走路时，双足勿向内或向外撇。背书包时要双肩交换，避免形成歪肩，最好用双肩背带的书包。

(三)预防意外伤害

学龄期儿童常发生的意外伤害包括车祸、溺水，以及在活动时发生擦伤、割伤、挫伤、扭伤或骨折等。应教会学龄儿童正确使用活动器具，学习交通规则和事故的防范知识，以减少伤残的发生。

（四）预防疾病

中医强调“治未病”，即“未病先防、欲病先治、既病防变、病后防复”，说明了祖国医学预防重于治疗的观点，同时也是现代预防和治疗疾病所要遵循的原则。因此，平时应注意调养，每年体检一次，按时进行预防接种，预防传染性疾病和肠道寄生虫病等。

（五）心理卫生

1. 培养良好的学习习惯

学习成为此期儿童生活的重要内容。家长应帮助儿童提高学习兴趣，激发求知欲，帮助儿童养成热爱学习、快乐学习、独立学习的良好习惯。

2. 促进社会性发展

小学阶段，儿童的社会交往进一步增加，交往对象主要是老师和同学。教会儿童听懂老师的要求，能向老师提出自己的请求。帮助儿童建立良好的同伴关系，使儿童尽快适应学校生活，获得安全感和归属感。此外，要充分利用各种机会和宣传工具，有计划、有目的地帮助儿童抵制社会上各种不良风气。

3. 保护自尊心

学龄期儿童，尤其是小学高年级儿童，对各种事件会有自己的看法。父母应尊重孩子，遇事多听孩子的想法，多与孩子商量，帮助儿童分析问题，判断对错，促进儿童自信心、自尊心的发展。

4. 防治常见的心理行为问题

学龄儿童对学校生活不适应是比较常见的问题，表现为焦

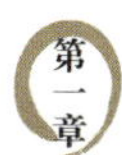

虑、恐惧或拒绝上学。其原因较多，例如，不喜欢学校的环境；害怕某个老师；与同伴关系紧张；害怕考试等。家长一定要查明原因，采取相应措施。同时，需要家长和学校的相互配合，帮助儿童适应学校生活。学习困难儿童应排除注意力不集中，活泼好动，情绪行为异常及特殊发育障碍问题。

二、青春期保健

青春期是个体由儿童过渡到成人的时期，有显著的生理及心理的变化，也是人的一生中体格、体质、心理和智力发育与发展的关键时期。

（一）加强营养

青春期是生长发育的第二高峰期，体格生长迅速，脑力劳动和体力活动消耗增加，需增加能量和蛋白质、维生素及矿物质（如铁、钙、碘）等营养素的摄入。青春期少年的食欲通常十分旺盛，但由于缺乏营养知识以及受大众传媒的鼓动和同伴间的相互影响，他们喜欢吃一些营养成分不均衡的“流行食品”，并常常不吃早餐，从而造成营养不良。当女孩开始关心自己的外貌和身材时，她们会对正常范围内的体重增加和脂肪增长担心，形成过度偏食或挑食，甚至发生厌食症，严重危及其身体健康。家长、学校和保健人员均有责任指导青少年选择营养适当的食物和保持良好的饮食习惯。

（二）日常生活护理

1. 保证充足睡眠

青少年需要充足的睡眠和休息以满足其迅速生长的需要，睡眠时间每日应不少于 9 个小时，要养成早睡早起的睡眠习惯，家长应起到榜样和监督作用。

2. 加强体育锻炼

按学校规定的锻炼项目开展体育锻炼，以增强体质，锻炼意志。青少年时期的体育活动能减少高血压、高血脂、肥胖的发生，减少青少年发生抑郁和情感障碍的危险。

3. 培养良好的卫生习惯

这里重点强调少女的经期卫生指导，如保持生活规律，避免受凉、剧烈运动及重体力劳动，注意会阴部卫生，避免坐浴等。

4. 建立健康的生活方式

受社会不良因素的影响，青少年容易染上吸烟、饮酒、吸毒及滥用药物等不良习惯，学校、社会应加强正面教育，宣传吸烟、吸毒的危害，青少年应对自己的生活方式和健康负责，养成良好、健康的生活习惯。

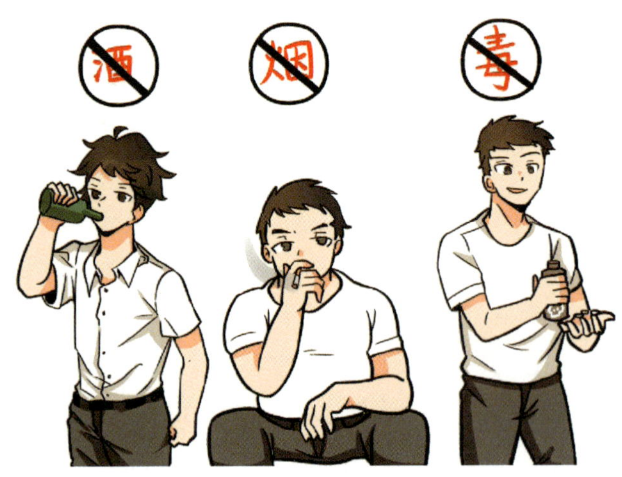

（三）预防意外伤害

意外创伤和事故是青少年，尤其是男孩常见的问题，包括运动创伤、打架斗殴所致的损伤、交通事故等，除进行安全教育外，还应进行不良情绪和行为的筛查、咨询等。

（四）预防疾病

青少年应重点防治结核病、风湿病、沙眼、近视、龋齿、肥胖、缺铁性贫血、营养不良、神经性厌食和脊柱弯曲等疾病，可通过定期健康检查，早期发现、早期治疗。由于青少年神经内分泌调节不够稳定，还可出现良性甲状腺肿、痤疮、贫血、自主神经功能紊乱等疾病，女孩易出现月经不规则、痛经等。日常生活中应注意观察，一旦出现病症就应及时处理。

（五）心理卫生

1. 培养自觉性和自制性

青少年思想尚未稳定，易受外界一些错误的或不健康的因素影响。青少年容易染上吸烟、饮酒等不良习惯，甚至有的青少年染上酗酒、吸毒及滥用药物的恶习，家庭、社会应加强正面教育，利用多种方法大力宣传吸烟、酗酒、吸毒及滥用药物的危害，强调青少年应开始对自己的生活方式和健康负责，帮助其养成良好的生活习惯。同时，青少年需要接受系统的法制教育，形成助人为乐、积极上进的道德风尚，自觉抵制腐化堕落思想的影响。

2. 性教育

性教育是青春期健康教育的一个重要内容，家长可通过交谈对青少年进行性教育，以去除青少年对性的困惑。提倡正常的男女同学之间的交往，并自觉抵制淫秽书刊、录像等的不良影响。

3. 防治常见的心理行为问题

青少年最常见的心理行为问题为多种原因引起的出走、自伤及对自我形象不满等。家庭应给予重视，并采取积极的措施予以解决。

学习了青少年生长发育的特点，对青少年保健又有了一定的了解，同学们是不是特别想知道青少年常见病、基础病如何调护呢？在这本书里面，我们就生活中经常碰到的一些常见不适病症，提供了对应的调护方法。比如说常见的眼睛近视中医有什么妙招？脸上长痘痘怎么办？喉咙上火怎么祛火？当然，对这些疾病我们还提供了丰富的中医技术，如艾灸、拔罐、穴位按摩等。请同学们跟着小杏一起，开启美妙的医学之旅吧！

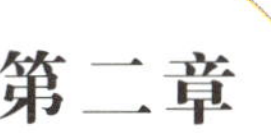

第二章

青少年常见症状的家庭中医护理

第一节　厌食

夏天快要来了，小美捏着肚子上的肉肉犯愁，想减肥夏天穿漂亮的裙子，但小美所能想到的最快的办法就是节食，早上吃一个水煮蛋，中午吃水果，晚上还是吃水果，久而久之，小美对美味的食物失去了食欲……

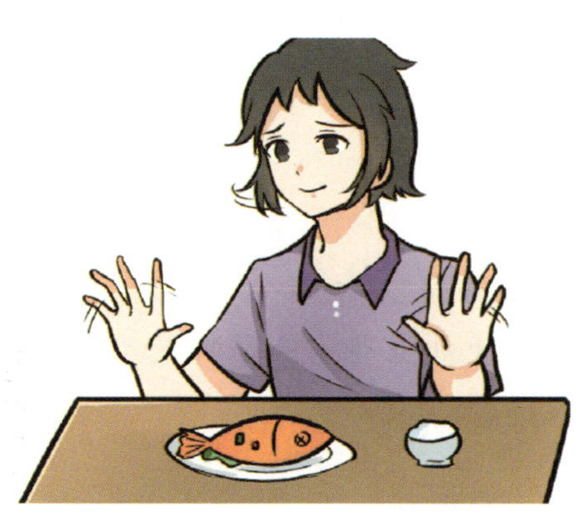

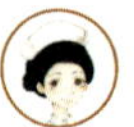

小杏答疑

小美：我节食减肥减了一段时间后就没有食欲了，李医生说我是厌食症，我想问厌食症是怎么回事。

小杏：厌食症是指较长时期见食不贪，食欲不振，甚则拒食的一种常见病症。其特征是对所有食物均不感兴趣，甚至厌恶。

小美：这个病与节食有关吗？

小杏：你这种情况属于青春期厌食症，多为青春期少女怕胖而严格控制进食所致，本来就不是很胖的身体往往因为过分限制饮食而迅速消瘦，久而久之就会表现为拒食、厌食、挑食或偏食等。这不是平常所说的食欲不好，而是厌食症，由精神因素所致，也和你节食有关。

小美：厌食症的后果严重吗？

小杏：厌食症如果未能及时治疗或治疗不当，就有可能对患者的身心都造成严重的后果，比如有可能会导致患者出现明显消瘦、体重下降、营养不良及代谢紊乱等表现，女性还可能出现继发性闭经，少数患者还会出现精神抑郁等问题。

小美：医生说让我来找中医，那么我应该怎样去调理，这段时间我都没怎么吃东西，精神状态也很差。

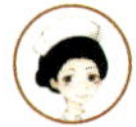

小杏支招

妙招一：捏脊疗法

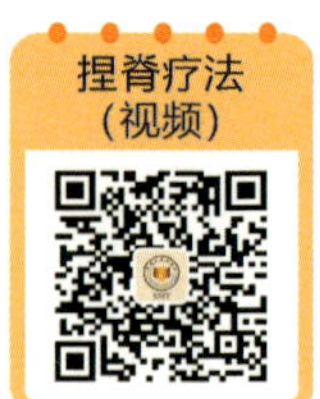

【操作方法】患者取俯卧位，施术者沿脊柱两侧，从下而上连续挟提肌肤，双手食指（示指）、中指在前，拇指在后，相对用力将皮肤捏起，边捏边向上推进。自骶尾部开始，一直捏到颈项部为止，重

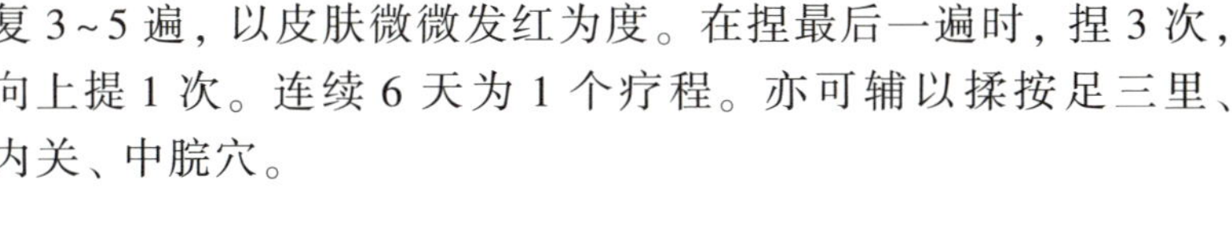

复 3~5 遍，以皮肤微微发红为度。在捏最后一遍时，捏 3 次，向上提 1 次。连续 6 天为 1 个疗程。亦可辅以揉按足三里、内关、中脘穴。

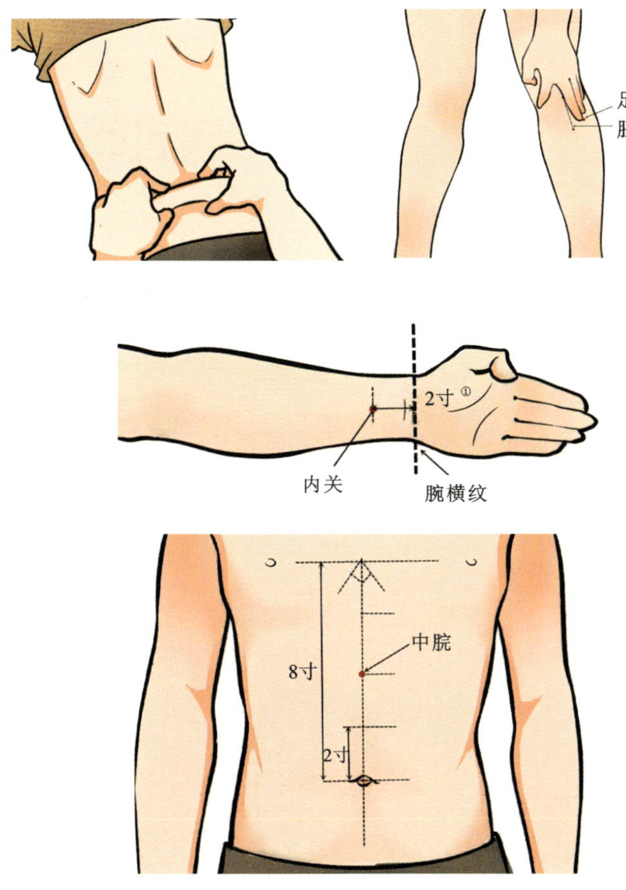

① 1 寸≈3.33 厘米。

妙招二：穴位贴敷

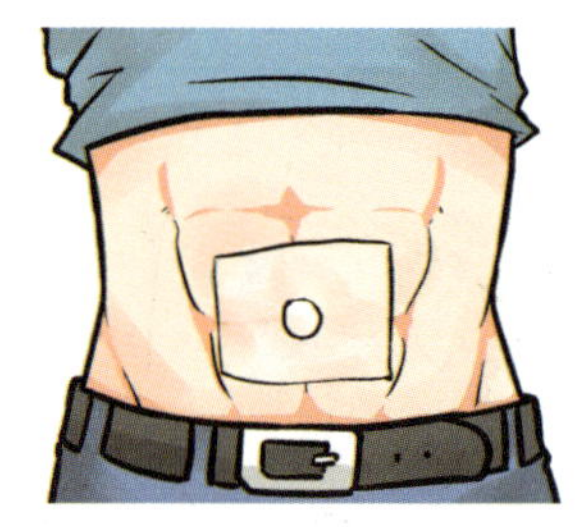

【操作方法】取九香虫、木瓜、胡黄连、青皮、苍术、佩兰、槟榔各 10 克，共研为细末，用食醋调成糊状，贴敷于脐部，每日贴敷 6 小时左右，5 日为 1 个疗程。

【功　效】健脾开胃。

妙招三：艾灸疗法

【操作方法】将点燃的艾条悬于足三里、神阙、天枢、中脘穴上进行熏灸（神阙、天枢、中脘穴可用艾灸箱灸），注意与皮肤保持 3~5 厘米的距离，每个穴位灸 10 分钟左右，直至皮肤温热发红而又不至于产生灼痛感或烧伤皮肤。或者采用隔姜灸，将鲜姜片切成直径为 2~3 厘米，厚度为 0.2~0.3 厘米的薄片，用粗针在中间刺数孔后，把姜片放于施灸部位或患处，然后再将艾炷置于姜片上，点燃施灸。

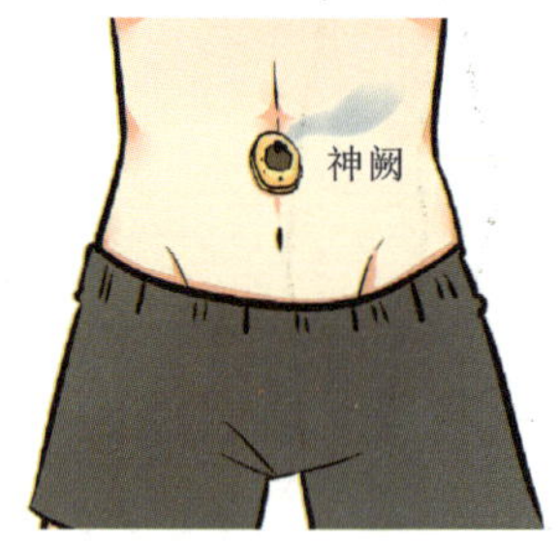

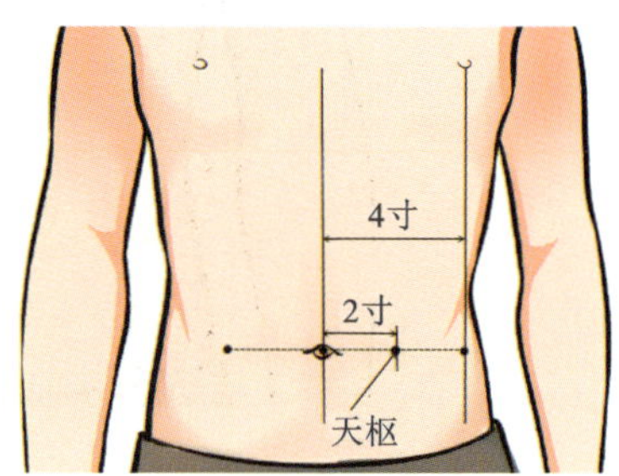

妙招四：芳香疗法

【操作方法】将藿香、苍术、佩兰、陈皮等量共研细末，装入布袋，白天佩戴在胸前，晚上放在枕边。每10日换药1次。

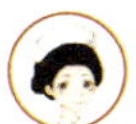

小杏食谱

1. 山药苡仁扁豆粥

【原　　料】山药、薏苡仁、白扁豆各10克，粳米50克，白糖适量。

【制　　作】将上述原料一同煮粥，加白糖调味，每日分2次食用。

【用　　法】每日早晚服食。

【功　　效】健脾燥湿。适宜于脾虚失健者。

2. 黄芪粥

【原　　料】黄芪15克，粳米50克。

【制　　作】将黄芪煎水取汁，去渣，入粳米煮至米花汤稠为度，食时可加红糖少许。

【用　　法】早晚温热各服1次，7日为1个疗程。

【功　　效】补益脾气。适宜于脾胃气虚者。

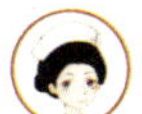

小杏叮嘱

(1)保持心情愉悦，选择正确的减肥方式，比如多运动，合理饮食。

(2)不同年龄和身高的人都有必需的最低体重标准，体重过重或过轻都属异常情况；每日必须摄入足够的热能和营养素，避免过度节食。

(3)培养良好的进食习惯，按时作息，定时进餐。

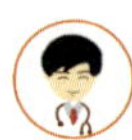

专家提醒

(1)出现厌食症时，家属应带患者到正规医院消化科进行全面的检查，排除可能导致厌食的慢性疾病。

(2)不要盲目服药，患者可在医生指导下适当服用调理脾胃，促进消化吸收功能的药物。

(3)神经性厌食是属于精神科范畴的一类疾病，神经性厌食症患者一般不会主动求医，他们倾向于否认自己存在的问题。因此，当患者家属发现其有明显拒食等异常行为以及体重明显减轻等症状，应及时带患者到精神心理科就诊。

第二节　脱发

17 岁的田田是一名高二学生。1 年前头皮瘙痒，随后慢慢出现了脱发现象。起初田田没怎么注意，认为是自己梳头太用力，

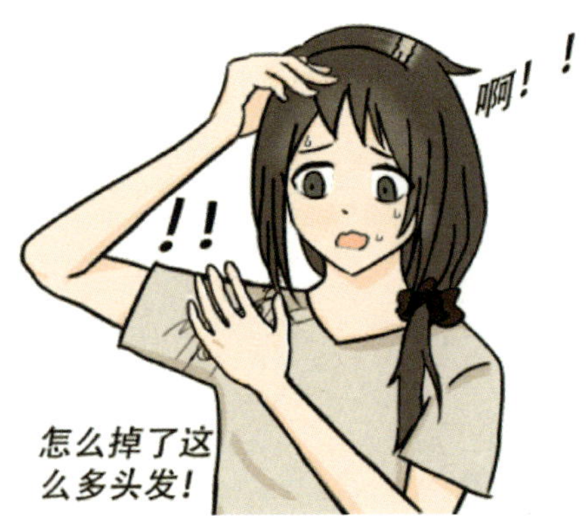

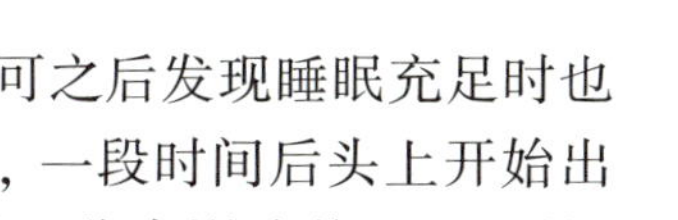

再加上平时学业繁重，睡眠不足所致。可之后发现睡眠充足时也会脱发，用手稍加抚摸，脱发更加严重，一段时间后头上开始出现一小块光秃秃的头皮，发量急剧变少，非常影响美观。于是，田田和妈妈四处求医。

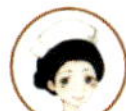

小杏答疑

田田：我最近掉了好多头发，不知道怎么回事，轻轻一摸头发，就会掉好多。您看看这是怎么回事呀？

小杏：让我看看，你这种情况属于病理性脱发，即头发异常或过度脱落。

田田：那是什么原因导致脱发的呢？

小杏：脱发的原因主要包括雄性激素脱发和斑秃。前者与内分泌失调有关，后者与神经系统紊乱、免疫失调有关。

田田：脱发会有什么后果呢？

小杏：长期脱发会导致头发稀疏，影响个人形象美观。同时，脱发会对个人心理造成一定的影响。

田田：最近感觉脱发有点严重，我应该如何调理？

小杏：你可以试试一些中医护理方法。

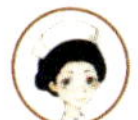

小杏支招

妙招一：中药外洗

【操作方法】将茶枯粉（又名茶籽饼）60 克加入温水中搅匀，把头发浸入温水中洗头，洗头后用毛巾包头 30 分钟，再换用清水洗 1 遍。每日 1 次，坚持每日用中药洗头，连续 3 个月。

妙招二：穴位按摩——头部扫散法

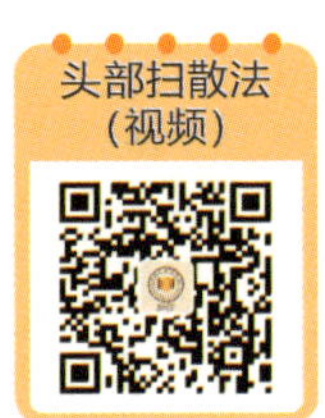

【操作方法】患者取坐位，操作者面对患者站立，一只手扶住患者一侧的头部起稳固作用；另一只手在患侧颞部做扫散手法。左右侧交替进行，每侧做 30～50 次往返摩擦移动。

【注意事项】操作时腕关节略背伸，以腕关节小幅度的左右摆动和肘关节少量的屈伸运动来带动手部的扫散动作。

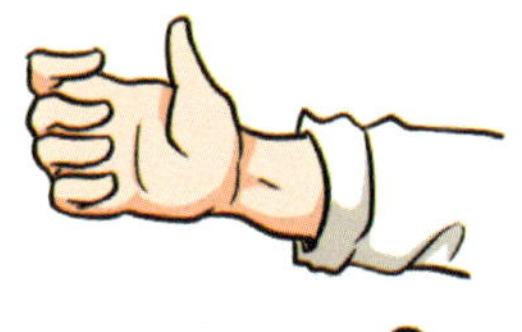

手部姿势

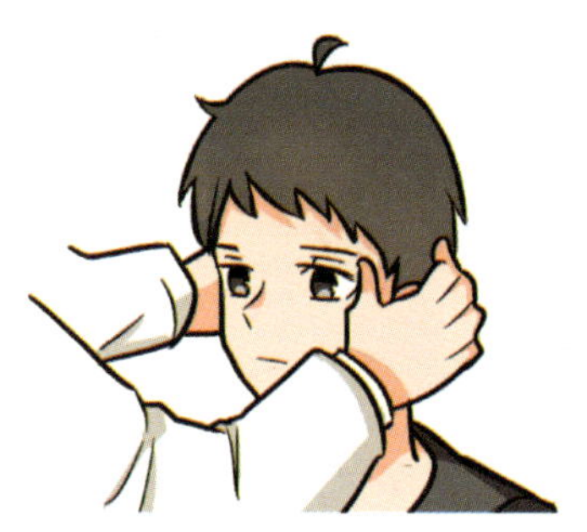

妙招三：八段锦——两手攀足固肾腰

【操作方法】

（1）两腿伸直站立，两手向前、向上举起，掌心向前，目视前方。

（2）两手下按至胸前，掌心向下，指尖相对；两手掌顺腋下向后插。两手掌心向内沿脊柱两侧向下摩运至臀部。

(3)上身前俯，两手掌继续沿腿后向下摩运，手掌经过腿的两侧，一直向下，直到摸到脚面(做这个动作有困难的人，不必勉强，手心尽力向下即可，但要保持腿的直立)。

(4)两手掌从脚面向上、向前抬起；用手臂带动上体起立。掌心向前，目视前方。

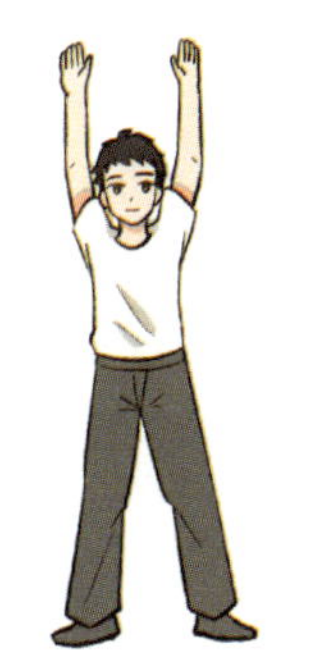
两手向前、向上举起

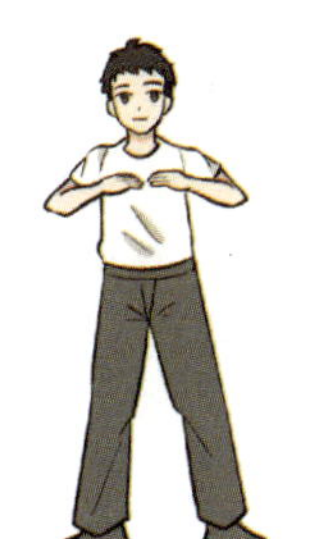
两手下按至胸前

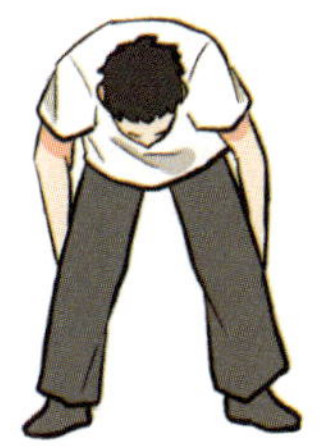
两手掌沿腿后向下摩运

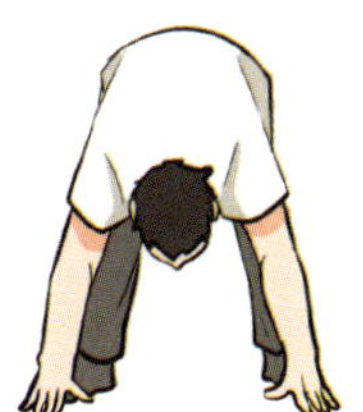
两手掌从脚面向上、向前抬起

妙招四：外涂法

(1)大蒜外擦：榨取大蒜汁液，擦患处，每日3次。

(2)鲜生姜外擦：可用鲜生姜榨取汁液，用小毛刷蘸姜汁刷秃发处，每日3次。

（3）鲜旱莲草外擦：将鲜旱莲草洗净，榨取汁液，擦患处，每日3~5次。

（4）侧柏叶外擦：将侧柏叶阴干、研末，加入麻油，擦患处。

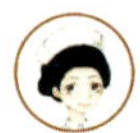

小杏食谱

1. 灵芝猪瘦肉粥

【原　料】灵芝粉5克，大枣5枚，猪瘦肉150克，大米100克，葱白、姜末、胡椒、食盐、味精各适量。

【制　作】将猪瘦肉洗净、切细，大米淘净备用。先取猪瘦肉放入锅中，加清水适量煮沸后，去浮沫，而后下大枣、大米煮粥，待熟时调入灵芝粉、葱白、姜末、胡椒、食盐、味精，再煮沸即成。

【用　法】每日服食1次即可。

【功　效】补益气血。适宜于脱发、失眠健忘等患者。

2. 阿胶大枣粥

【原　料】阿胶10克，大枣5个，大米100克，红砂糖适量。

【制　作】将阿胶捣碎，备用，大枣去核，将大米淘净后与大枣同放入锅中，加清水适量，煮为稀粥。待熟时，调入捣碎的阿胶和红砂糖，煮为稀粥服食。

【用　法】每日1~2次。

【功　效】养血生发。适宜于脱发、贫血等患者。

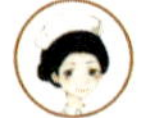

小杏叮嘱

（1）日常生活要保持正常的作息规律，避免熬夜。

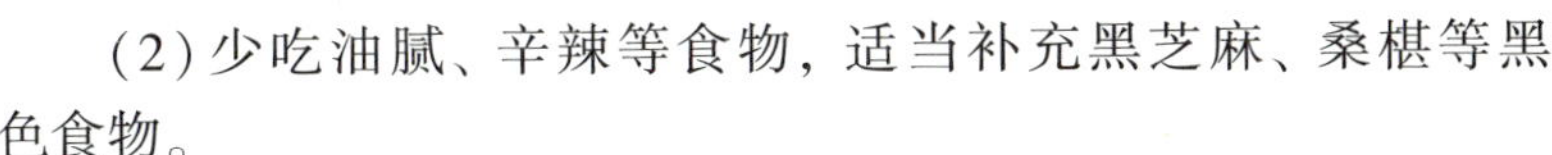

(2)少吃油腻、辛辣等食物，适当补充黑芝麻、桑椹等黑色食物。

(3)洗脸时发际线位置的洗面奶要清洗干净，不然会一直刺激发际线位置的皮肤，导致发际线上移。

(4)不要长期保持一个发型且往上往后梳头发。

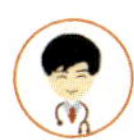

专家提醒

西医在短期内能使毛发再生，但脱发复发率高，不良反应大，中医治疗脱发有独特的优势，治病求本，能有效地控制复发，不良反应小，故出现脱发时，应加强中西医结合治疗。

第三节　口腔溃疡

15 岁的小笑在春节期间走亲访友到处做客吃饭，吃了许多油炸食物，加上晚上和表兄弟妹们打游戏到很晚，吃东西的时候感觉口腔内刺痛，这让小笑十分苦恼。因为吃东西不便，小笑甚至有点不想吃饭，只能喝点清粥。当她查看自己的口腔时，发现口腔内有几个黄色发脓的溃疡。

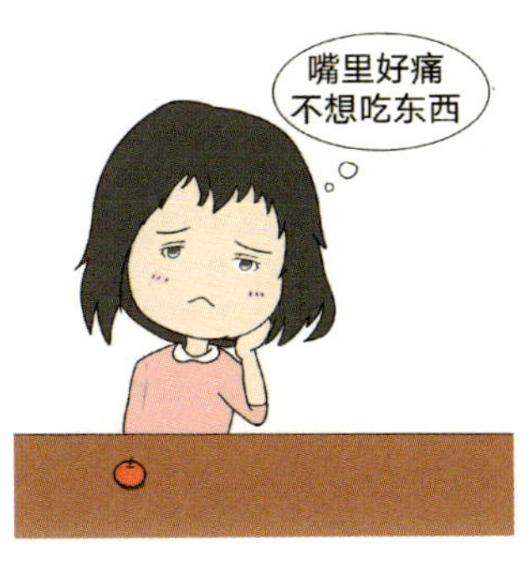

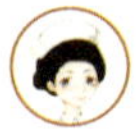

小杏答疑

小笑：医生说我得了口腔溃疡，你看我这是怎么了？

小杏：口腔溃疡是发生于口腔黏膜的局部溃烂，溃疡周围会有红色炎症表现。一般都有自愈性，1~2 周可以好转。

小笑：我为什么会有口腔溃疡呢？

小杏：很多因素都可以导致口腔溃疡，有个体差异，可能与免疫、遗传、感染、环境因素有关，如工作环境的改变、生活节奏加快导致的精神紧张等。

小笑：口腔溃疡后果严重吗？

小杏：口腔溃疡作为一种反复发作的疾病，它的不良反应主要是因为疼痛影响了患者的进食，但也有可能引起口臭、慢性咽炎、便秘等并发症，甚至癌变。因此，建议重视早期预防与治疗。

小笑：那我应该如何调理一下呢？

小杏：您可以试一试简单的中医护理方法，自己在家也可以操作，十分方便。

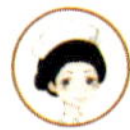

小杏支招

妙招一：中药含漱

【操作方法】薄荷、乌梅、石斛、菊花、甘草等量，煎煮过滤，含漱口腔。

【功　　效】清热解毒，消肿止痛。

妙招二：中药喷剂

【操作方法】采用冰硼散、锡类散、珠黄散、绿袍散、西瓜霜喷剂喷射口腔患部，每日 3 次。

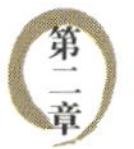

妙招三：蜂蜜疗法

【操作方法】先将口腔洗漱干净，再用消毒棉签将蜂蜜涂于溃疡面上，涂擦后暂不要进食，15 分钟后可将蜂蜜连口水一起咽下。每日可重复涂擦数次。

【功　　效】消炎，止痛，促进细胞再生。

妙招四：中药外敷

【操作方法】将薄荷 15 克、延胡索粉 18 克、青黛 6 克、冰片 1.5 克共研细末，装在消毒瓶内。溃疡处有渗出液者，用镊子夹络合碘棉球先消毒，后敷药；溃疡面大并有渗出液者，先消毒，后用中药和甘油调成糊状涂在患处。每 2 日换药 1 次，第 2 次换药时，去药糊。用络合碘棉球或生理盐水擦净患处，连换 5 次为 1 个疗程，一般愈后可再上药 1 个疗程以巩固疗效。

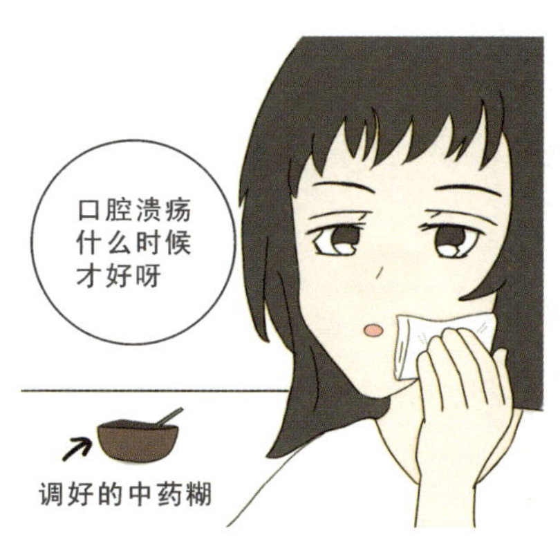

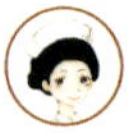

小杏食谱

1. 薄荷冬瓜汤

【原　料】新鲜荷叶 1 张，鲜冬瓜 500 克，食盐适量。

【制　作】荷叶、冬瓜同入锅内，加水适量煲汤，加少许食盐调味。

【用　法】饮汤食冬瓜。

【功　效】清热解暑，生津止渴。适宜于口腔炎属实证的患者，尤其对暑天的实热型口腔炎效果更佳。

2. 苦瓜汁

【原　料】苦瓜 250 克，冰糖适量。

【制　作】将苦瓜 250 克洗净去籽、捣烂，用干净纱布包裹取汁，加入冰糖适量调匀。

【用　法】分多次服用。

【功　效】清热解毒。适宜于口腔炎属实热证的患者。

3. 荸荠汤

【原　料】荸荠 250 克，冰糖适量。

【制　作】将荸荠 250 克洗净，加适量水与冰糖，煮汤。

【用　法】多次温服。

【功　效】本方用于脾胃积热引起的口腔炎。

小杏叮嘱

(1) 注意口腔卫生，吃完食物即时漱洗干净。

(2) 不要多食口味过重的食物，如太酸、太咸、太辛辣的食

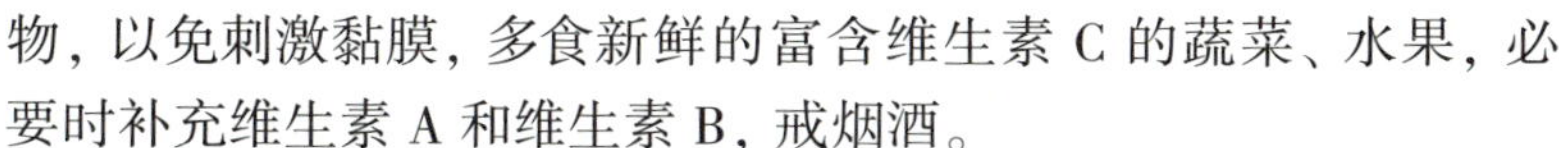

物，以免刺激黏膜，多食新鲜的富含维生素 C 的蔬菜、水果，必要时补充维生素 A 和维生素 B，戒烟酒。

(3) 选用保健牙刷和含氟牙膏。

(4) 保持乐观的情绪，作息规律，不熬夜。

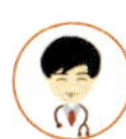

专家提醒

口腔溃疡的治疗方法虽然很多，但基本上都是对症治疗，目的主要是减轻疼痛或减少复发次数。有些反复性的口腔溃疡是由缺乏维生素 B_2 和微量元素锌引起的，因此，患者需要补充一些相应的物质。

第四节　腿抽筋

近期，小邱经常去打篮球，每次精疲力竭回家总是冲个冷水澡，吹着空调睡上一觉，但他最近十分苦恼，因睡觉时总是腿抽筋，于是他决定来中医护理门诊进行咨询。

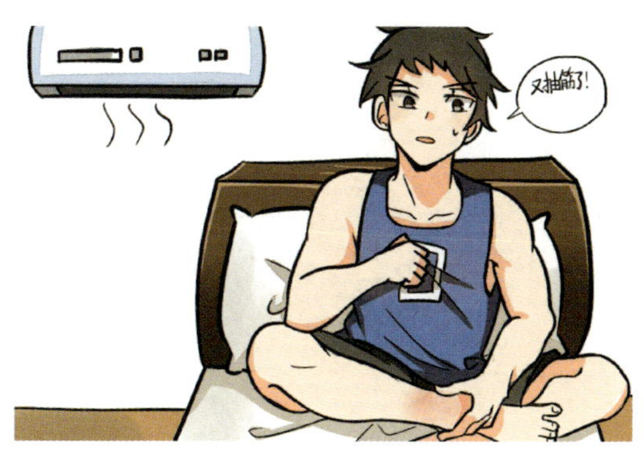

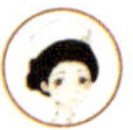

小杏答疑

小邱：我最近睡觉总是腿抽筋，怎么办呀？

小杏：你别担心，腿抽筋又叫腓肠肌痉挛，是腓肠肌自发性地强直收缩，常表现为小腿肌肉发硬、疼痛等。

小邱：为什么我的腿会抽筋？

小杏：腿抽筋可能是身体疲劳、受到寒冷刺激、运动姿势不对或情绪过于紧张而导致，也可能是低钙血症、维生素 D 缺乏等引起的。

小邱：那有帮我缓解疼痛、减少发作次数的办法吗？

小杏：当然有，我给你推荐几个妙招吧！

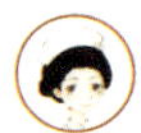

小杏支招

妙招一：经络拍打

【操作方法】拍肝经：平坐在舒适的椅子上，全身放松，两条大腿微微向外倾斜，双手握拳，用手背拳头关节从大腿根部沿大腿内侧中线一直敲打到膝关节附近，反复敲打 35 次为宜。

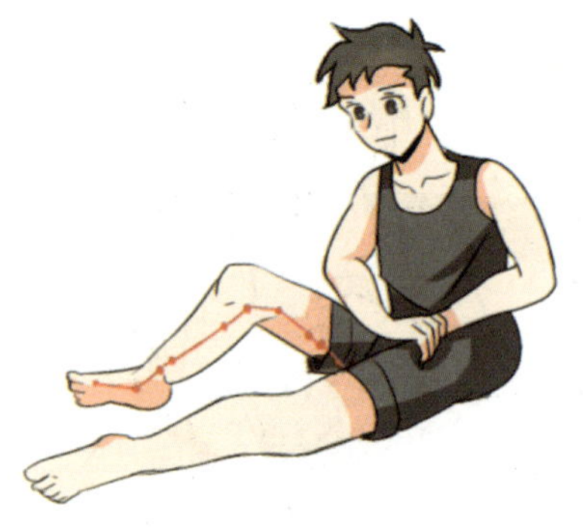

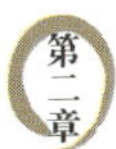

妙招二：八段锦——双手托天理三焦

【操作方法】

(1)身体自然站立，两足分开，与肩同宽，两臂外旋微下落，两掌五指分开，在腹前交叉，掌心向上，目视前方。

(2)两腿伸直，两掌上托于胸前，随后两臂内旋向上托起，掌心向上，抬头目视两掌。

(3)两掌继续上托，肘关节伸直，下颌内收，动作稍停，目视前方。

(4)两膝关节微屈，两臂分别向身体两侧下落，两掌捧于腹前，掌心向上，目视前方。

(5)全部动作一上一下为 1 次，共做 6 次。

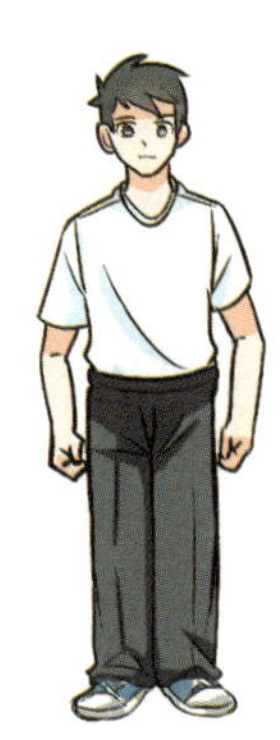

①预备姿势，自然站立

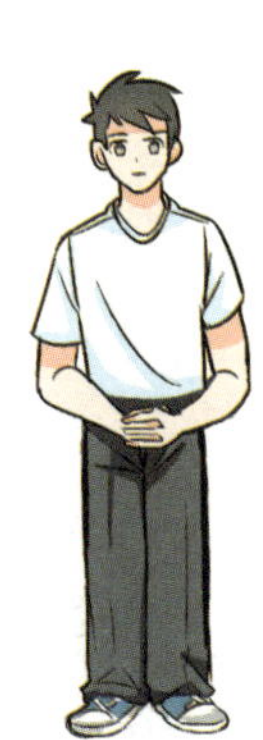

②两掌于腹前交叉

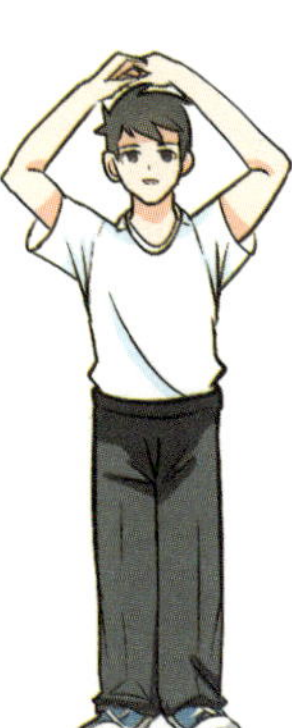

③两掌上托，两臂内旋向上托起

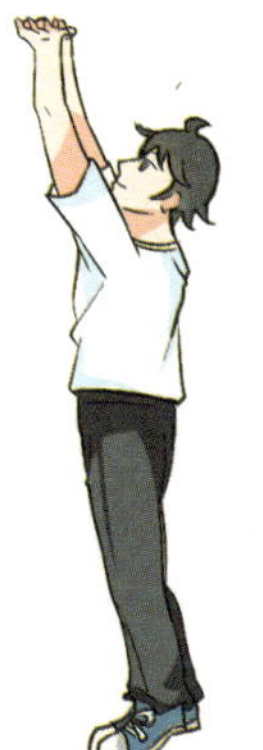

④肘关节伸直，两臂分别向身体两侧下落

妙招三：中药足浴

【操作方法】取鲜艾叶 50 克或艾叶干品 30 克，加水 1500 毫升，煮沸 15 分钟后捞去艾叶，待水温降至 45℃时泡脚，每次 15~20 分钟。每日 1 次，以临睡前为佳。

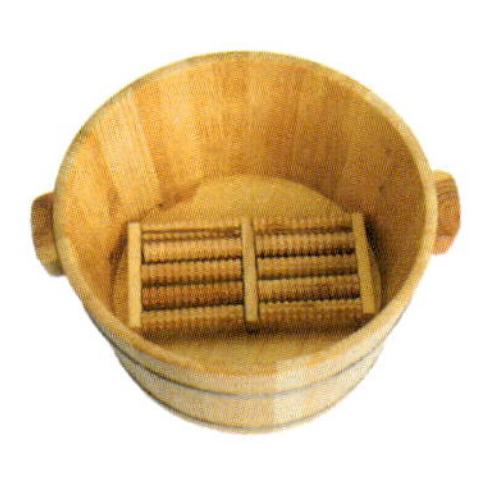
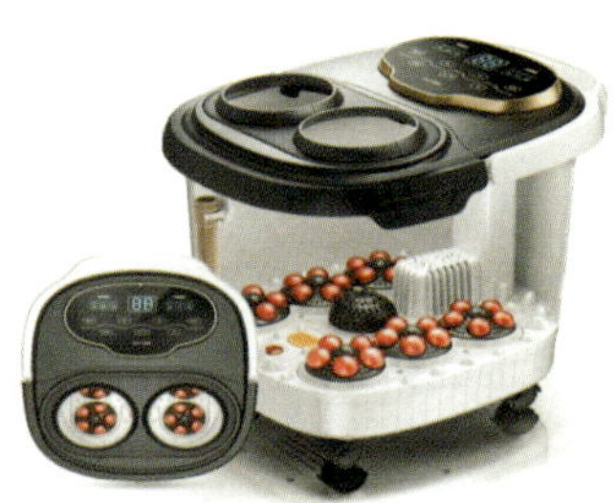

【注意事项】糖尿病患者泡脚水温略高于体温即可，避免烫伤皮肤。少数血管性疾病(如下肢静脉曲张)患者泡脚水温最好不要超过 38℃。选择泡脚容器时尽量选择木质桶或者电动控温足浴桶。

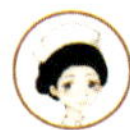

小杏食谱

1. 芍药排骨汤

【原　　料】芍药 10 克，排骨 250 克，甘草 10 克，生姜 3 片，食盐、鸡精各适量。

【制　　作】将芍药去皮、洗净后切块，排骨洗净后切块，生姜切片；在锅内放入冷水、姜片、排骨，煮开后捞出，沥干备用；在砂锅内加入适量清水、生姜片、甘草、排骨，用大火煮沸后转小火煮 30~40 分钟；倒入芍药，炖至芍药软糯，加入食盐、鸡精调味即可。

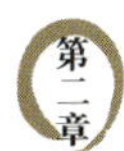

【用　法】午餐、晚餐服用。

【功　效】缓急止痛，濡养经脉，补钙强筋。

2. 伸筋草炖猪蹄

【原　料】猪蹄 250 克，伸筋草 10 克，生姜 3 片，食盐、鸡精各适量。

【制　作】将伸筋草洗净，猪蹄去毛后洗净，斩块；在锅内烧水，水开后放入猪蹄，去除血迹，捞出洗净；在煲内添加适量冷水，将所有原材料放进炖锅，添加适量沸水；用小火隔水炖 4 个小时，加入食盐、鸡精调味即可。

【用　法】午餐、晚餐服用。

【功　效】补钙壮骨，舒筋活络，祛风散寒。

3. 核桃芝麻豆浆

【原　料】黄豆 60 克，核桃仁 20 克，黑芝麻 10 克。

【制　作】将黄豆洗净，用温水浸泡 6~8 小时；将黄豆、核桃仁和黑芝麻一同放入豆浆机中打磨；将打磨好的汁液盛出即可。

【用　法】日常饮品、早餐服食。

【功　效】补铁补钙，降脂降压，提高免疫力。

小杏叮嘱

在平时，我们还可通过以下措施来预防腿抽筋。

(1) 睡前泡脚，不要长时间保持仰卧或俯卧睡姿，注意腿部保暖。

(2) 多食牛奶、豆腐等含钙丰富的食物，可适当服用维生素 D 和钙片。

（3）坚持规律运动，活动前热身，活动时掌握好力度和时长，活动后及时按摩肌肉，补充电解质。

（4）多晒太阳，与户外活动相结合，每次以20~30分钟为宜。

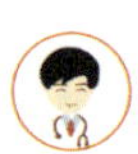

专家提醒

（1）非疾病因素导致的腿抽筋治疗与疾病因素引起的腿抽筋治疗有很大差别，应综合考虑各种因素，不可自己进行盲目诊断。

（2）综合自身实际情况选择合适的中医护理技术治疗腿抽筋，注意适度原则。

第五节　咽喉疼痛

紧张的一天学习结束啦！小程坐在沙发上不停地吃着各种麻辣熟食、薯片、饼干等。很快，妈妈也做好了可口的饭菜，小程大口大口地吃着红烧鱼、爆炒鸡丁、麻辣牛肉，嘴巴也被辣得红红的。

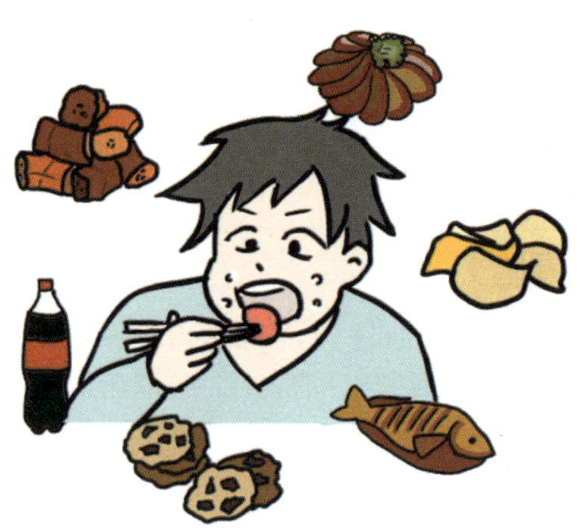

第二天早晨，小程起床后发觉喉咙有点痛。小程没放在心上，依旧吃着自己爱吃的零食。

过了几天，小程的症状越来越严重，咳出黄而黏的痰。小程以为感冒了，医生看了说是咽喉上火，中医调理即可。于是妈妈带着小程来到中医护理门诊。

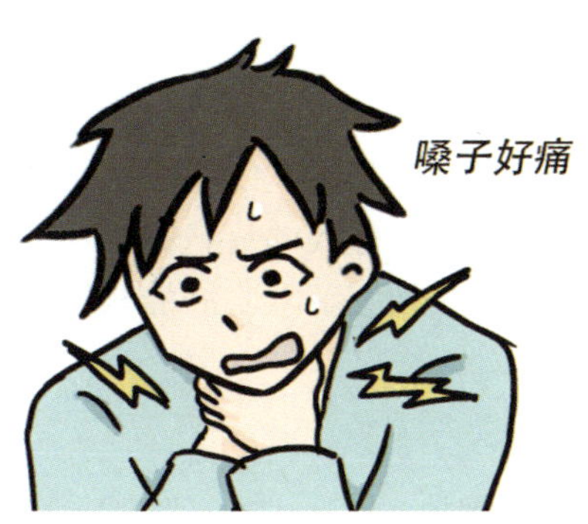

小杏答疑

小程：我最近吃了比较多的麻辣食品，咽喉疼痛得厉害，还咳痰。

小杏：饮食辛辣容易引起咽喉上火，上火后就会出现咽喉疼痛、咳嗽、咳黄痰等症状。你吃了这么多的麻辣食物，咽喉肯定痛呀！

小程：我身边的朋友也经常喉咙痛。

小杏：咽喉疼痛是一种很常见的健康问题。几乎每个人都体验过咽喉疼痛的感觉。不良的生活习惯、学习压力大等，导致青少年咽喉疼痛（上火）的发病率越来越高。

小程：那我是不是不吃麻辣食物就没问题了？

小杏：引起青少年咽喉上火的原因有很多，除了食用过多的辛辣食物外，还有以下几个方面的因素。

(1)饮食：食用羊肉、狗肉等食物。除此之外，过度地食用葱、姜、蒜等也会引起上火。

(2)抽烟：青少年抽烟现象并不少见，吸烟对咽喉及身体的伤害是巨大的。

(3)作息时间不规律：个别学生由于学业压力大，经常熬夜学习等。

(4)其他因素：如青少年情绪波动过大等。小程，你咽喉上火的原因一是饮食不当，二是不良的学习生活习惯。

小程：那我应该如何减轻我的症状呢？

小杏：我给你介绍几种缓解喉咙肿痛的妙招吧！

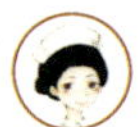

小杏支招

妙招一：中药吹喉

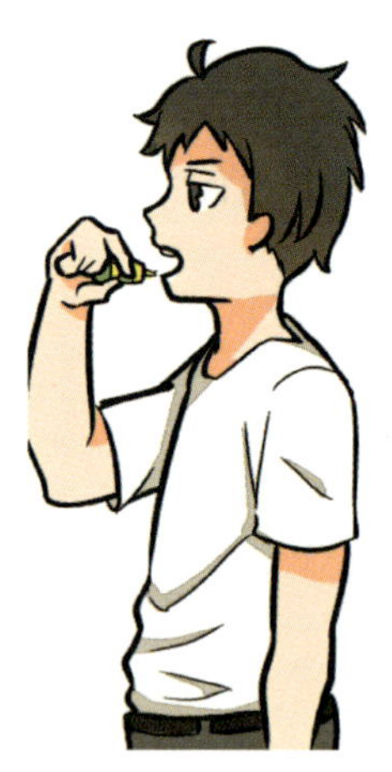

【操作方法】 将适量冰硼散或锡类散放入喷粉器长嘴端，患者张嘴发“啊”音，迅速按压其鼓状端，将药粉喷入咽喉，喷后保留数分钟，每日喷3~4次；也可直接用西瓜霜喷剂喷于咽喉红肿处，每日喷3~4次。

【注意事项】 治疗前，先用淡盐水漱口，吹喉后，不要立即饮食，以免影响疗效；咽喉神经敏感患者，容易发生恶心、呕吐，尤须注意。

妙招二：刮痧疗法

【操作方法】 刮痧器具蘸上润肤油或食用油，轻刮天突、廉泉穴。刮拭方向由上而下、由内而外、单方向用力、回程不刮。刮至皮肤呈紫红色，感到焮热为止，每日 1 次。

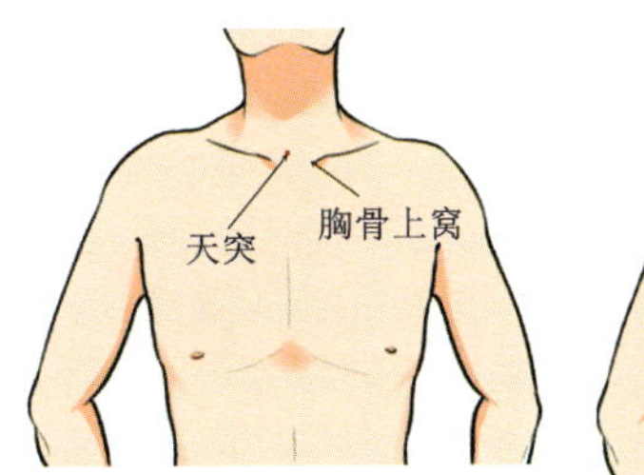

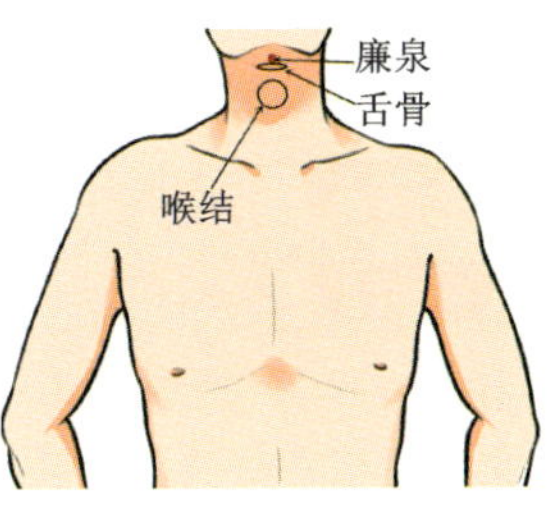

【注意事项】 刮拭部位的皮肤有溃烂、损伤、炎症者禁用。

妙招三：穴位按摩

【操作方法】 按摩合谷穴，时间、次数不定，空闲时间都可以用拇指按揉。每日早晚可用拇指点揉内庭穴 100 次左右。由于内庭穴比较隐蔽，也可以拿一个钝头的小木棒来按摩，使穴位刺激更充分。

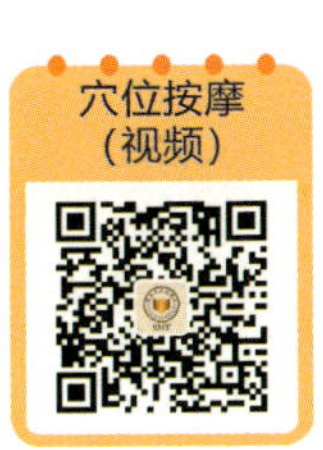

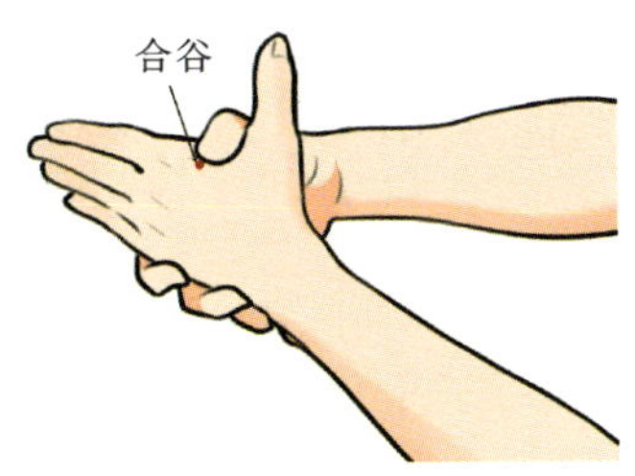

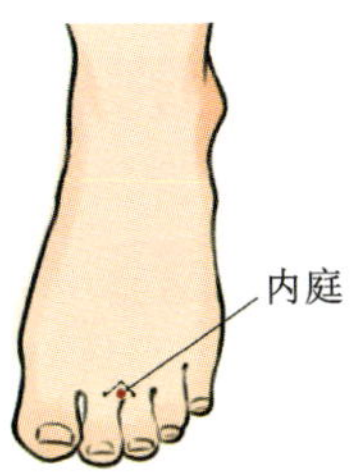

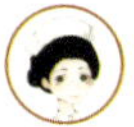

小杏食谱

1. 桑菊饮

【原　　料】桑叶、杭白菊各5克，薄荷3克，蜂蜜适量。

【制　　作】先将桑叶、杭白菊放入锅中煎约半小时，再放入薄荷煎片刻，兑入蜂蜜即可。

【用　　法】即煮即饮。

【功　　效】此茶对于咳嗽、发热等症状颇有疗效。

2. 梨子粳米粥

【原　　料】梨3个，粳米100克，冰糖60克。

【制　　作】将梨洗净后去皮、核，切成块，粳米淘洗干净；将梨、粳米同冰糖一起下锅，加适量清水煮成粥，即可食用。

【用　　法】每日1~2次，连服3日。

【功　　效】此粥对咽喉疼痛、咽痒咳嗽和咽部异物感有很好的疗效。

3. 川贝炖梨水

【原　　料】川贝母2克，百合10克，陈皮半块，梨子1个，冰糖适量。

【制　　作】将上述原料洗净备用，陈皮切丝，梨子去皮、去核、切块，一同放进锅中炖约2小时，起锅前加入冰糖即成。

【用　　法】早晚各服1次。

【功　　效】清热润肺，止咳化痰，补气健胃。

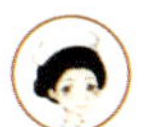

小杏叮嘱

（1）注意饮食：多吃清淡、营养丰富的蔬菜、水果，少吃甚至不吃辛辣油腻的食物。

（2）养成良好的生活习惯：早睡早起，尽量不抽烟，少喝酒。

（3）勤喝水：每日喝水量为1500~3000毫升。

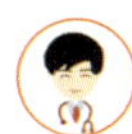

专家提醒

咽喉上火和咽喉炎既有联系也有区别。

（1）二者皆可出现咽喉疼痛；二者可能是同一个原因导致，且咽喉上火可发展为咽喉炎。

（2）咽喉上火可以是心火、肺火、肝火旺盛，最常见的是肺火旺盛，其表现有咽喉疼痛、咳嗽、咳黄痰等。

（3）咽喉炎是指咽部和喉部的炎性病变，表现为喉部黏膜充血、水肿、炎性渗出、咽喉疼痛等，原发病因包括病毒感染、细菌感染、物理或化学因素刺激及咽喉反流等。

第六节　冻疮

冬天，一家人都坐在火炉前烤火聊天甚是快乐，可小花却眉头紧皱，原来小花的手长了冻疮，烤火后更加痒，小花痒痛难忍，但又怕抓破皮肤，只能轻轻地挠……

每年一到冬天，小花的手脚又红又肿像萝卜，小花苦不堪言，妈妈甚是心疼。

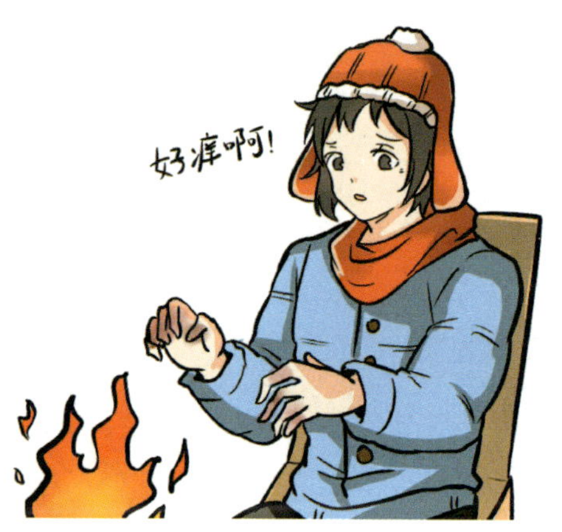

小杏答疑

小花：小杏，前段时间下雪，我的手脚都长冻疮了，又痒又痛，好难受呀！

小杏：冻疮常见于冬季，多发生于手、足、鼻尖、耳郭、颜面等部位。其主要症状为红、肿、痛，严重的可起水疱，甚至溃烂。病程缓慢，气候转暖后自愈，易复发。小花，你的手虽然肿得像萝卜，但是暂时没有出现溃烂。

小花：我身边的朋友都不长冻疮，只有我一到冬天就开始长。

小杏：是的，随着现代生活条件的改善，人们的保暖措施非常到位，冻疮的发病率也大幅度地下降了。南方冬天又冷又湿，加上你平时运动少，手脚冰凉，所以你容易得冻疮。

小花：天气冷我就不太喜欢运动，我只想烤火，但是为什么只要烤火，手就会越来越痒呢？

小杏：这是因为我们进入温暖环境中，动脉受热扩张，血液

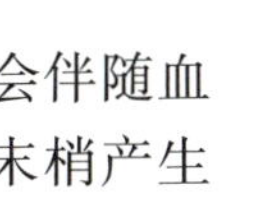

不能及时回流，从而导致局部循环障碍产生瘀血，同时会伴随血管通透性的增加，造成皮肤组织发红、水肿，刺激神经末梢产生痒痛感。因此，冻疮在温暖环境下更易出现痒痛感，当你烤火或者晒太阳的时候会觉得更加地痒。

小花：那我的冻疮可以完全治好吗？不用担心每年都长冻疮吗？

小杏：当然可以。你平时要注意保暖、防冻；加强身体锻炼，促进血液循环。另外，通过调整饮食也能达到很好的效果。

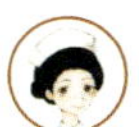

小杏支招

妙招一：艾灸疗法

【操作方法】①艾条点燃后，在患处熏灸 10～15 分钟。②熏灸关元、命门、肾俞、大椎等穴位各 10 分钟。每日 1 次，10～15 次为 1 个疗程。

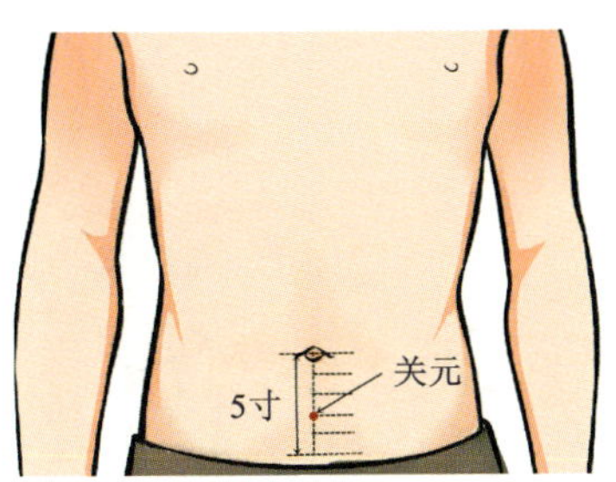

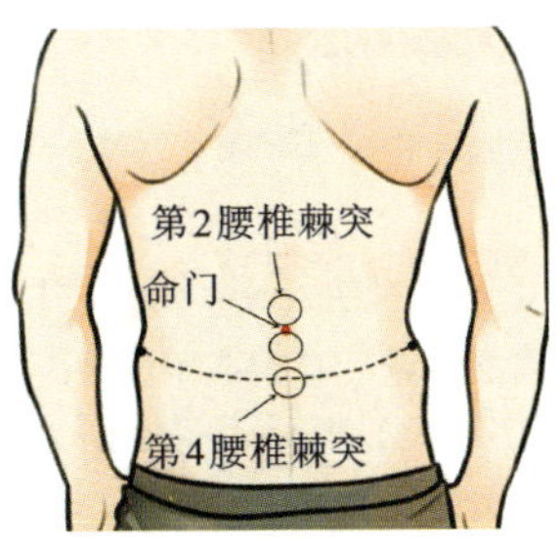

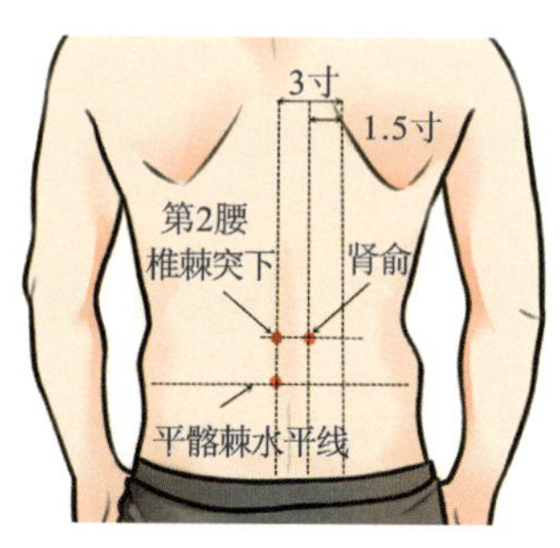

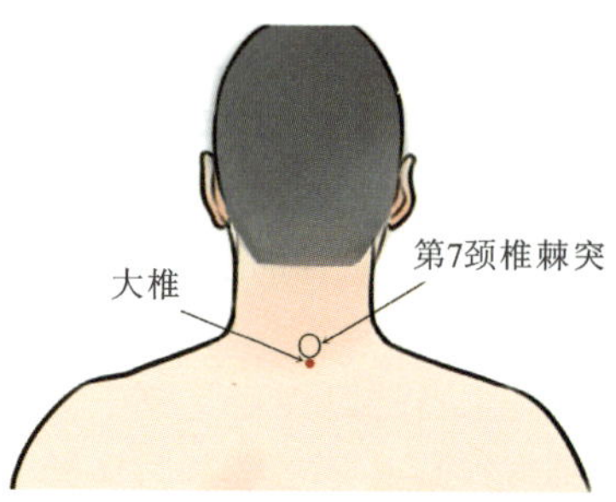

【注意事项】熏灸时温度要适中，以不灼伤皮肤为度。

妙招二：中药熏洗

【操作方法】将药物（当归 12 克、桂枝 9 克、芍药 9 克、细辛 3 克、通草 6 克、大枣 8 枚、炙甘草 6 克）放入砂锅，加入清水，用文火煮 30 分钟，待沸后将水倒入盆中，先以热气熏患处 20~30 分钟，待热度能耐受时将手足放入盆中浸泡。待药凉后重新加热，重复 3~4 次，3 日为 1 个疗程。

【注意事项】热气熏洗时注意汤药的温度，避免烫伤。

妙招三：中药足浴

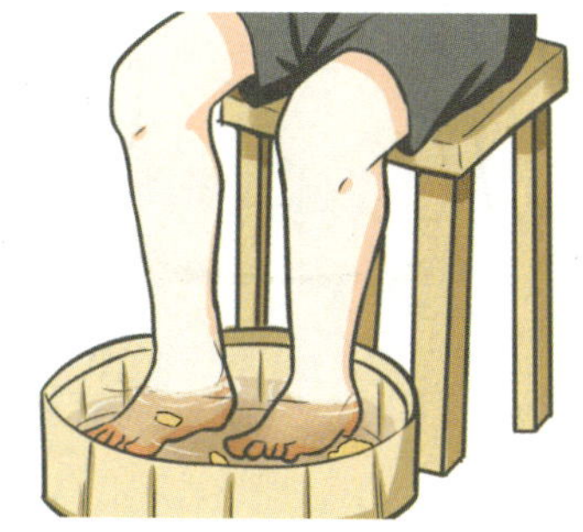

【操作方法】将药物（花椒 50 克、生姜 5 大片）放入锅中，加半盆水煮沸后去掉花椒，待热度能耐受后即可。每晚睡前浸泡双足 15 分钟。

【注意事项】皮肤有创面者禁用。

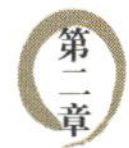

妙招四：推拿疗法

【操作方法】

（1）以揉法、摩法、擦法在患处的近心端进行按摩，手法轻柔，按摩前可在皮肤上涂按摩膏或润肤乳。每次10~15分钟，每日3次。

（2）按摩防冻疮：

1）点按足三里：用拇指由轻到重，分别点按双侧足三里穴3~5分钟。

2）搓手按摩：双手合十，快速搓动直至发热，也可以搓手背。

3）搓耳轮：上下搓动耳轮20~30次。

以上方法每天操作2~3次，可有效预防冻疮。

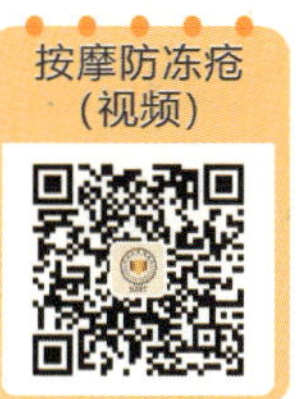

【注意事项】皮肤溃破者禁用。近心端：不是一个固定的位置，是相对而言的。离心脏近的一端就称近心端。

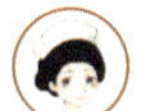

小杏食谱

1. 桂枝苏叶狗肉汤

【原　　料】桂枝、苏叶、小茴香、干姜、桂皮、川椒各5克，狗肉1000克，葱、姜、辣椒、精盐、味精各适量。

【制　　作】将狗肉煮熟、切块，将桂枝、苏叶、小茴香、干姜、桂皮、川椒用纱布包好。将此药包与煮熟的狗肉块一起入锅，加适量的清水炖煮，待狗肉烂熟后，取出药包，向锅中加入葱、姜、辣椒、精盐、味精，再煮 10 分钟左右。

【用　　法】每 2 日吃 1 剂，连吃 7~10 日。

【功　　效】温阳通络，消肿止痛。适宜于有创面肿胀疼痛、四肢麻木不温等症状的冻疮患者。

2. 当归羊肉汤

【原　　料】当归(酒浸)10 克，黄芪 15 克，生姜 7.5 克，羊肉 500 克。

【制　　作】将羊肉放入锅中，加入清水 1000 毫升，煮熟后捞出羊肉，将黄芪、当归、生姜加入锅中煎煮，去渣得汤汁。

【用　　法】早晚两次分服。

【功　　效】养血活血，温阳散寒。

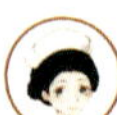

小杏叮嘱

(1)预防冻疮的关键是进行耐寒锻炼。坚持体育锻炼，比如跑步、跳绳。还可以从秋季开始就坚持用冷水洗手、洗脸、洗脚，洗后擦干并用手搓揉至局部发红，或循序渐进地用冷水浸泡往年常生冻疮的部位，如手和脚，进行冷水浴。

(2)注意局部保暖。如天气寒冷时外出要使用口罩、手套、护耳、围巾等。要穿宽大舒适的鞋，使用吸汗功能较强的鞋垫以保持鞋内干燥。

(3)鞋袜不宜过紧。鞋袜过紧会导致局部血流不畅，不利于保暖。

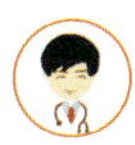

专家提醒

有些系统性疾病也会出现冻疮样皮损，如冷球蛋白血症、股臀皮肤血管炎、红斑狼疮、结节病、恶性肿瘤等。因此，对于复发性、慢性冻疮，到气候温暖还不见好转时，须提高警惕。

第七节　睡眠不佳

“234 只羊，235 只羊，236……”小丹同学在床上翻来覆去，觉得什么睡姿都不舒服，刚刚看了手机已经凌晨 3 点了，好不容易 12 点睡着，又突然醒了。上课注意力也没法集中，很多事情都容易忘记，想到这些，小丹同学更睡不着了。

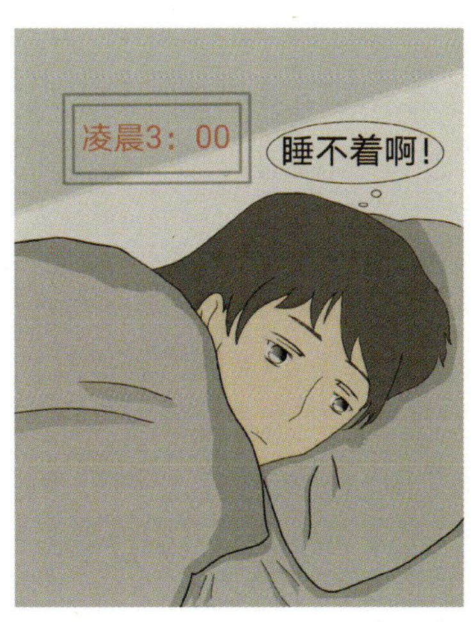

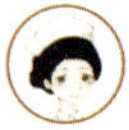

小杏答疑

小丹：小杏，我最近一段时间晚上都睡不好，老是做梦，整天无精打采，成绩也掉落得厉害。

小杏：你这种情况属于睡眠不佳，医学上叫作睡眠障碍，临床表现为入睡困难、浅睡、多梦和早醒。如果长期得不到解决，不仅会使人白天精神萎靡、注意力不集中、缺乏食欲，还可能引起健忘、耳鸣、头晕脑胀、易怒等问题。

小丹：像我这么年轻的学生应该很少有睡眠问题吧？

小杏：青少年睡眠不佳是很常见的健康问题，所以你不必太担心。

小丹：我是一名高三学生，最近学习压力特别大，这是不是引起睡眠不佳的原因呢？

小杏：是的，学习任务重、压力大，又没能及时疏导压力，可能是睡眠不佳的直接原因。除此之外，引起青少年睡眠不佳的原因，常见的有以下几个。

(1)体质原因：青少年往往遇事容易激动，或性格较为内向，遇事易惊恐，多思多虑。

(2)行为因素：生活不规律，经常熬夜学习导致生物钟紊乱。

(3)饮食因素：中医学认为，“胃不和则卧不安”。“胃不和”顾名思义是指胃肠不适；“卧不安”就是睡眠障碍。

(4)环境因素：因卧室环境干扰，如室友打鼾或说梦话等。

(5)疾病因素：如慢性咽喉炎、哮喘等疾病引起的身体不适。此外，青少年抑郁症、焦虑症也是引起睡眠不佳的原因。

小丹：那我要怎么做才能改善我的睡眠质量呢？

小杏：你需要避免过度的紧张、焦虑。睡前适当放松自己。另外，我帮你介绍几个可以在家里治疗睡眠不佳的妙招吧！

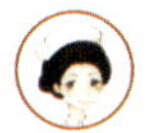

小杏支招

妙招一：中药足浴

【操作方法】取酸枣仁 20 克、艾叶 15 克，打碎后用纱布袋包好，先用少量水浸泡 1~2 小时，以利析出有效成分，再加 40°~45℃的水 1000~1500 毫升泡脚。每次泡 15~20 分钟，每日 1 次。泡脚完毕、两手搓热后，用手中间 3 指依次擦双足心（涌泉穴），至足心发热为止。

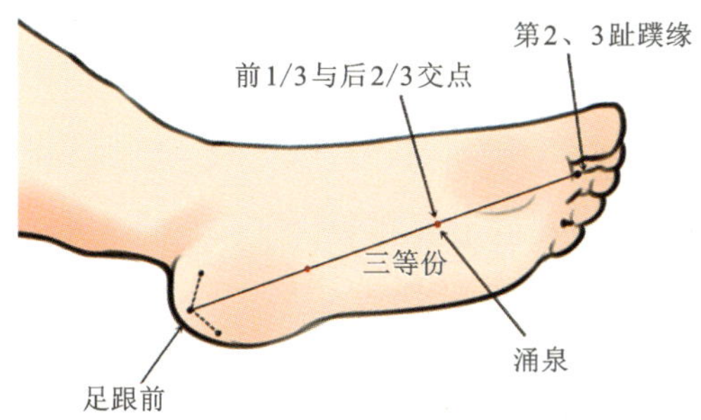

【注意事项】少数血管性疾病（如下肢静脉曲张）患者水温不要超过 38℃，泡至微出汗为佳。局部皮肤损伤者禁止泡脚。

妙招二：五行音乐疗法

【操作方法】睡前听一段柔和、舒缓的音乐，如中医五行音乐《春江花月夜》《江南丝竹好》《春风得意》等，缓解压力、放松身心，为睡眠做准备。

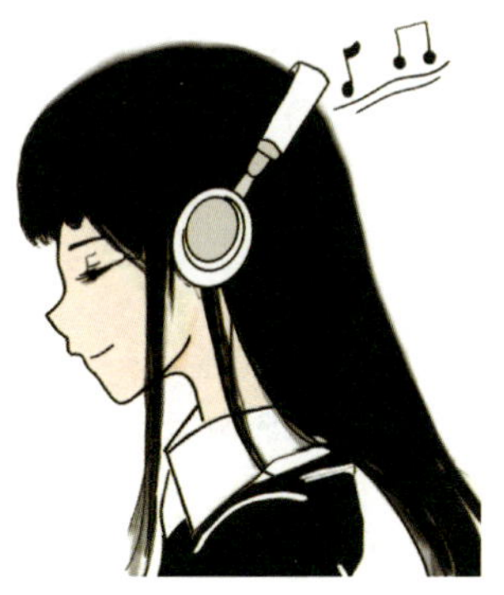

妙招三：艾灸疗法

【操作方法】

（1）神门、内关穴可用温和灸，将点燃的艾条悬于穴位上进行熏灸，与皮肤保持 3~5 厘米的距离，每次每个穴位灸 20 分钟左右，直至皮肤温热发红。每日 2 次，睡前灸效果更好。

（2）涌泉穴可用艾灸罐在睡前灸，一直灸到入睡后罐内艾条自然熄灭。

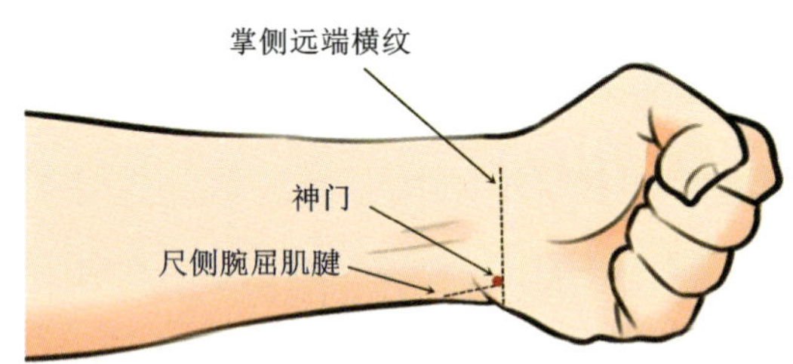

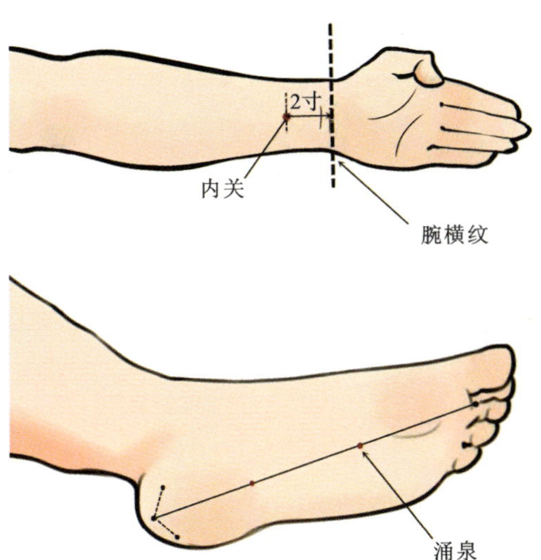

【注意事项】高热、手术部位不灸；局部红肿热痛慎灸。

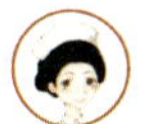

小杏食谱

1. 茯苓枣仁粥

【原　　料】茯苓 20 克，酸枣仁 10 克，粳米 100 克，白糖 20 克。

【制　　作】将茯苓烘干，研成细末；酸枣仁去壳研末；粳米淘净后与茯苓、酸枣仁末用小火一同煮成稠粥。

【用　　法】可调入适量白糖，早晚分食。

【功　　效】养心安神，健脾催眠。

2. 甘麦大枣汤

【原　　料】浮小麦 30 克，大枣 10 克，炙甘草 5 克。

【制　　作】将上述三味药加水同煮，制成稠汤。

【用　　法】早晚分服。

【功　　效】补养心气，养心安神。

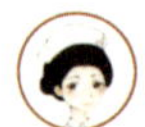

小杏叮嘱

(1)不要熬夜，要养成良好的作息习惯，早睡早起，睡前避免喝浓茶、咖啡等饮品，睡觉时不要胡思乱想。

(2)平时要劳逸结合，紧张学习完后可以做些放松运动，如散步、跑步等，既能锻炼身体又能释放压力；时刻注意保持心情愉悦和心态乐观，可以和朋友聊聊天看看风景，避免思想压力过大和思虑过度。

(3)保证营养均衡，多吃黑芝麻、坚果等食物，多吃蔬菜、水果，忌辛辣刺激性食物。

(4)有句健康谚语说“早上吃好，中午吃饱，晚上吃少”，因为晚上身体脏器都需要休息，如果吃太多，会使脾胃负担过重，该休息时不能休息，脾胃就会“闹情绪”，所以晚上切忌暴饮暴食，超出脾胃的受纳、消化能力。

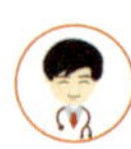

专家提醒

偶尔睡眠不佳，对身体并无损害，但长期严重的睡眠不佳，对躯体和精神均可产生不利影响。比如青少年长期睡眠不佳就会削弱其机体的免疫力，影响学习和工作效率，特别是与记忆、计算和逻辑推理有关的精神活动会受影响。睡眠不足，还会大大增加意外事故的发生。所以大家在生活中不妨了解清楚睡眠不好的原因，然后使用科学的方法进行治疗，以摆脱伤害。

第三章 青少年常见疾病的家庭中医护理

第一节 近视

果果是一个小说迷，常常半夜躲在被窝里看小说。

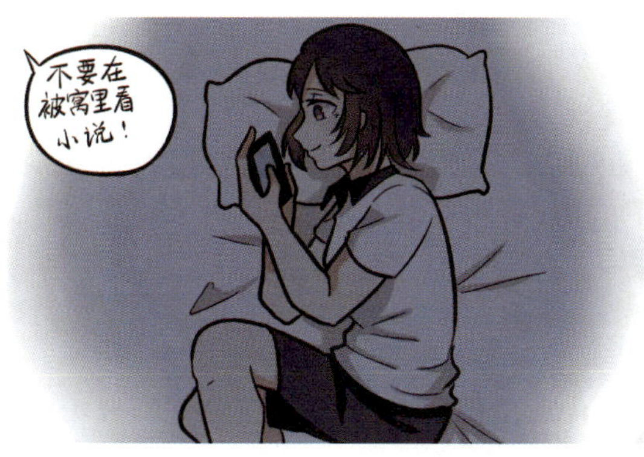

渐渐地上课时她看不清黑板，读书、写字的时候头越来越低，成绩开始下滑。

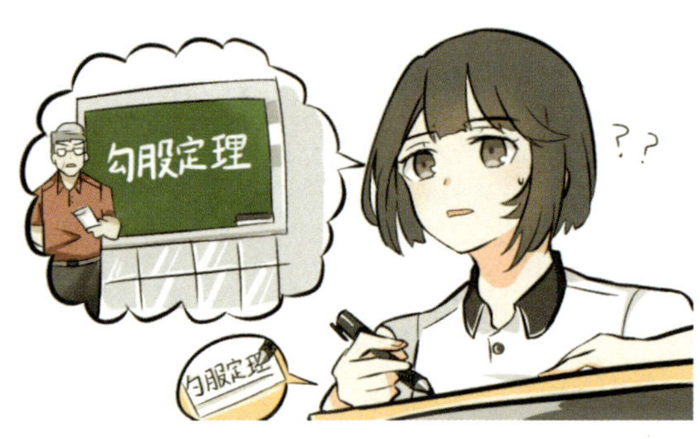

果果妈妈带她到医院检查后配了一副近视眼镜，在医生建议下，又带果果到中医护理门诊咨询小杏护士改善近视的居家护理方法。

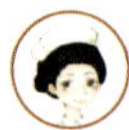 **小杏答疑**

果果妈妈：果果刚刚配了一副近视眼镜，医生建议我们过来咨询一下改善视力的居家护理方法。

小杏：近视是指视近物清晰，视远物模糊的眼部疾病。单纯性近视通常可用镜片矫正至正常，在眼球发育基本稳定后，多无其他器质性病变。

果果妈妈：青少年近视的发病率好像很高啊，她的好多同学都戴了眼镜。

小杏：我国少年儿童近视发病率已经居世界第一位，且仍然呈上升趋势。

果果妈妈：果果为什么会近视呢？

小杏：影响青少年视力的原因有很多，主要包括以下 4 个方面的因素。

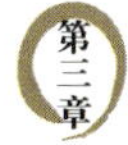

(1)种族与地区：视力不良的发病率有明显的种族差异。在屈光不正患者中，30%～50%的美国和欧洲人有近视，这种病在东亚地区更为普遍，特别是中国、韩国、新加坡和日本，影响了多达 90%的高中生；而在非洲黑色皮肤的青少年中，视力不良率最低。

(2)饮食：饮食对于视力不良的影响引起了广泛关注，在采用西方饮食方式(高糖、高热量饮食)的国家中，近视的患病率在不断上升。

(3)社会经济：新加坡人视力不良检出率表明受教育程度高，住房好，个人月收入高的群体易发生。韩国儿童近视研究在调整年龄、性别和与近距离工作有关的职业信息后，发现高收入家庭的韩国儿童视力不良的概率更高，并且在父母受教育程度较高，收入较高，白领或职业专业性较高的家庭中，近视儿童的比例也非常高。

(4)近距离工作和缺少户外活动：近距离工作如阅读、写作、计算机使用和玩游戏，是造成视力不良患病率显著增加以及近视发生率增加的主要原因之一。户外活动是潜在的预防措施或可能的风险因素，最近几个流行病学研究表明，在户外度过更多的时间可能与视力不良的患病率降低有关。

果果妈妈：除了佩戴眼镜外，还有哪些方法可以改善视力呢？

小杏：我们有一些简单的中医护理方法是可以在家里自己做的，可帮助果果延缓视力下降。

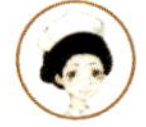

小杏支招

妙招一：核桃灸

【操作方法】 将菊花和决明子研磨成粉状，操作方法见下图。

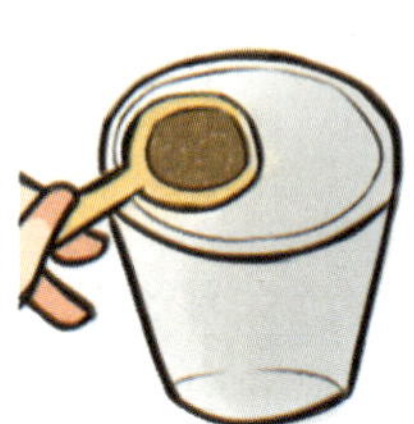
①取药粉1勺

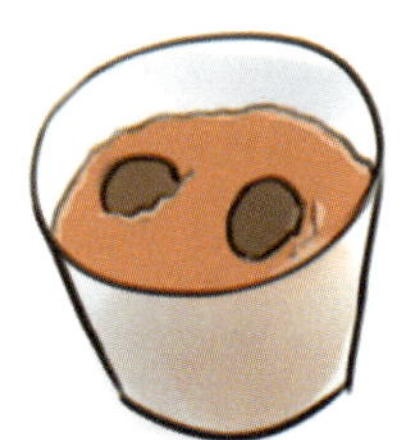
②放入核桃壳，倒入开水泡15~30分钟

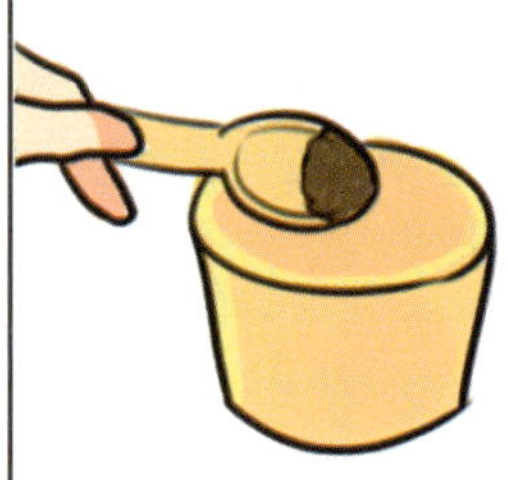
③取药粉半勺左右

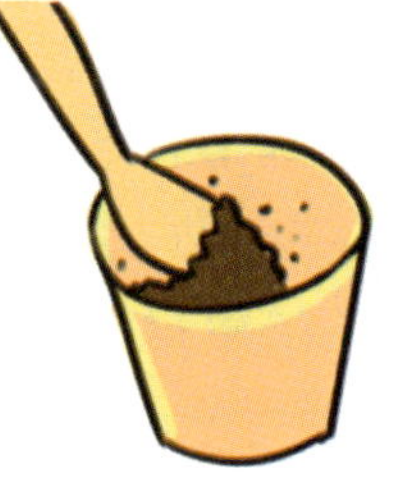
④加入适量泡壳的水或者黄酒搅拌成糊状

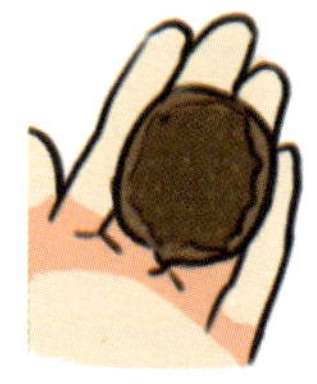
⑤把泡好的核桃壳捞出，将调好的糊状物涂抹在核桃壳内一层，涂太厚升温慢

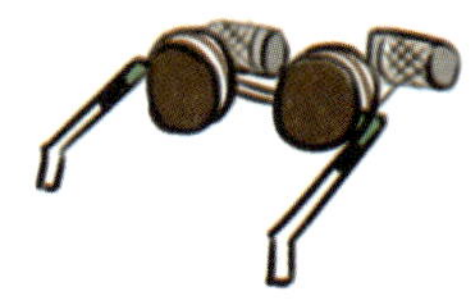
⑥调节好眼镜，插上艾柱，点燃即可开始艾灸

妙招二：穴位按摩

【操作方法】取穴：睛明、四白、阳白、光明穴。

(1)以中指揉压睛明穴，示指、中指揉压四白、阳白，拇指揉压光明穴，每个穴位揉压1分钟，每日3次。

(2)以拇指和示指指腹捏揉耳郭，可重点按摩耳垂。

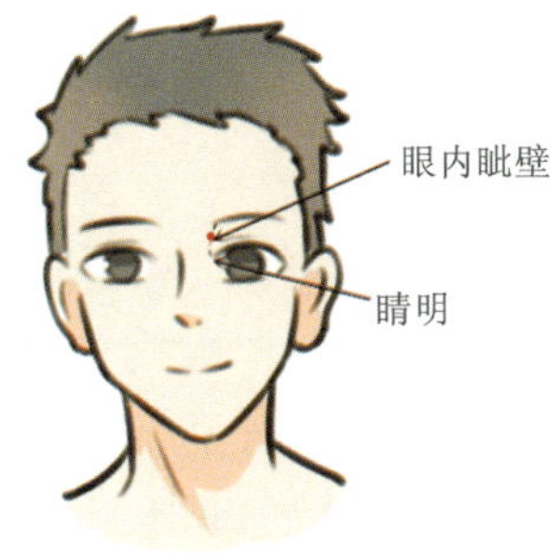

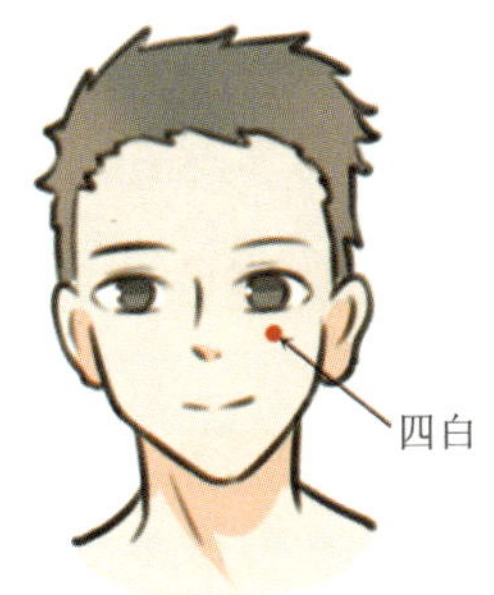

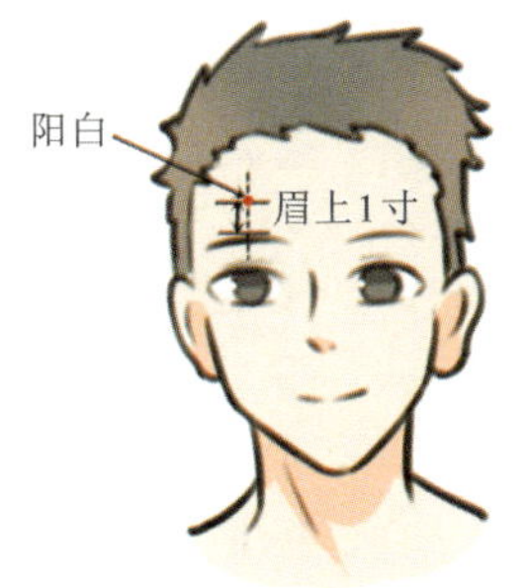

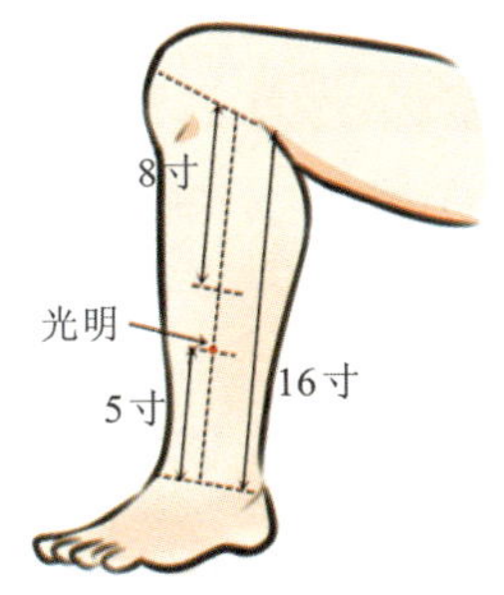

妙招三：中药熏蒸

【操作方法】 取菊花、枸杞子、红花、乳香、青皮各 10 克，丹参、熟地黄各 20 克，当归、决明子、木瓜各 15 克，加水 500 毫升，煎至 100 毫升，每 2 日 1 剂。患者平躺在治疗床上，轻闭双眼，将一块浸透药汁的纱布敷在眼睛上，熏蒸 20 分钟后，擦净药汁。熏蒸后可配合眼部穴位按摩，效果更佳。

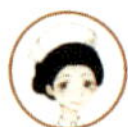

小杏食谱

1. 核桃乳蜜饮

【原　　料】黑芝麻、核桃肉各适量，牛奶和豆浆 1 杯，蜂蜜 1 匙。

【制　　作】将适量黑芝麻炒香研末，核桃肉微炒捣烂，分贮瓶内。每次各取 1 汤匙，冲入牛奶(或豆浆)1 杯，加蜂蜜 1 匙调服。

【用　　法】每日睡觉前喝 1 杯。

【功　　效】滋补肝肾，明目润燥。适宜于近视及双目干涩、大便燥结者。

2. 核桃鸡蛋羹

【原　　料】核桃仁(微炒去皮)300 克，大枣(去核)250 克，枸杞子 150 克，鲜猪肝 200 克，鸡蛋 2 个，糖适量。

【制　　作】将核桃仁、大枣、枸杞子、鲜猪肝一同切碎，隔水炖半小时备用。每日取 2~3 汤匙，打入 2 个鸡蛋，加糖蒸为羹。

【用　　法】每日可作早餐。

【功　　效】益肾补肝，养血明目。适宜于近视、视力减退，或伴有头昏健忘、腰膝酸软等患者。

3. 枸杞地黄粥

【原　　料】熟地黄 50 克，枸杞子 15 克，粳米 100 克。

【制　　作】熟地黄用水浸泡 1 小时，煎煮 2 次，去渣取汁；加入枸杞子、粳米，文火煮粥。

【用　　法】待温服用。

【功　　效】滋阴养血，培补肝肾，清头明目。

4. 人参远志饮

【原　　料】人参 10 克，远志 30 克。

【制　　作】将人参、远志研末，取一茶匙(约 8 克)，用沸水冲泡。

【用　　法】代茶饮。

【功　　效】益气养心，益智明目。

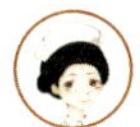

小杏叮嘱

(1)养成良好的用眼习惯：让孩子掌握正确的握笔姿势和读书写字距离；不在坐车、走路、躺卧时看书，不在阳光直射或光线较弱的情况下看书、写字，看电视、上网、打游戏的时间每日控制在半小时以内。

(2)合理安排作息时间：保证每日睡眠时间 8～9 小时，坚持每日做适量体育锻炼，每日户外活动时间应不少于 1 小时，建议孩子做一些有益于眼睛调节的户外运动，比如说打羽毛球、篮球、乒乓球。

(3)坚持做眼保健操，缓解视疲劳，改善近视。

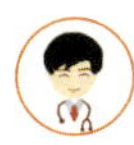

专家提醒

(1)近视是我国青少年最常见的眼部疾病，近视不仅影响青少年视觉质量，并且还会显著增加青光眼、黄斑变性及视网膜脱离等严重病理性并发症发生的风险，导致不可逆视力损害甚至致盲。由于近视的高患病率和严重并发症，近视已经成为危害我国青少年健康的重要疾病。

（2）中医护理技术丰富且简便，但应结合患者自身辨证结果和体质类型使用，方能取得最佳效果。

第二节　肥胖

小丰从小喜欢吃炸鸡、薯条和烧烤。上初中后，学习压力大，运动又少，他捏着自己圆圆的脸和肚子上的赘肉，不敢直视体重秤上的数字。但他一直有个军校梦，为了实现他的梦想，他下定决心要减肥。

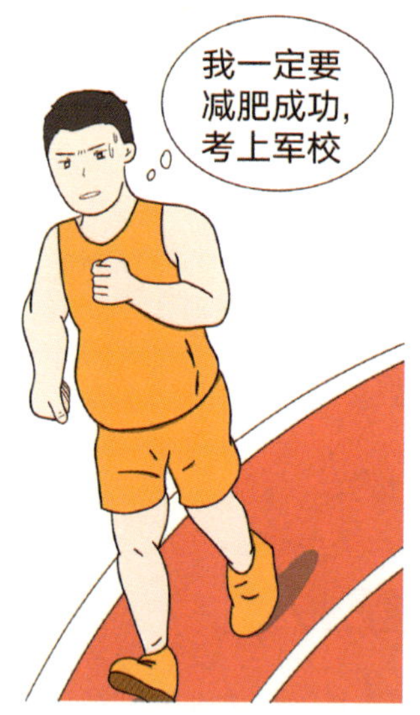

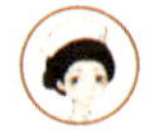

小杏答疑

小丰：小杏，如何判断是肥胖呢？

小杏：常用的评定标准有以下几种。①肥胖度=（实际体重-标准体重）÷标准体重×100%。一般认为，肥胖度在±20%范围内为正常，+20%以上为肥胖，-20%以下为消瘦。②正常体重千克数=身高厘米数-105；体重指数（BMI）=体重（千克）÷身高（米）的平方。③体脂率是指人体内脂肪重量在人体总重量中所占的比例。正常体脂率男性为15%～20%，女性为20%～25%。如从20%增加到25%～30%，那就是肥胖。

小丰：如何调理减肥？

小杏：我们要从肥胖的原因入手，主要的原因有以下4个方面。

（1）遗传因素：肥胖者许多都有家族性遗传。

（2）代谢因素：能量摄入与消耗失衡，并伴有糖、脂肪、蛋白质及水盐代谢的异常。

（3）饮食结构不合理：肥胖者往往消化功能强，食量大，过剩的营养物质转化为脂肪储存在体内；或饮食结构不合理，摄入较多高热能的肥肉、煎炒食品，进食过多淀粉、糖类食物。

（4）活动过少：使得热量的供给超过了需求，易造成营养物质过剩，体内脂肪堆积。

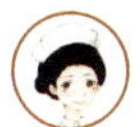

小杏支招

妙招一：运动疗法

【操作方法】 选择有氧运动，即有节奏的低负荷动力型运动，如步行、慢跑、太极拳、游泳、爬山、各种球类活动等。运动强度以循序渐进为宜，以自己感觉稍有一点累为度。每日运动时间不少于1小时，每日的运动时间可以累加，但每次运动应在15分钟以上。

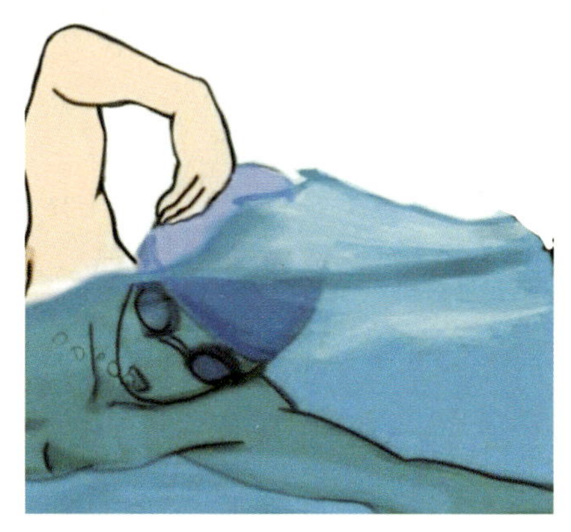

妙招二：艾灸疗法

【操作方法】 选取三阴交、足三里、阴陵泉、大椎、涌泉等穴位，用雀啄灸法，每个穴位每次1~3分钟。将艾条点燃后，点燃的一端对准施灸部位，就像麻雀啄食一样，一上一下、一起一落在穴位上方施灸，艾条点燃的一端与皮肤的距离保持在2~3厘米，灸至皮肤有红晕为度。

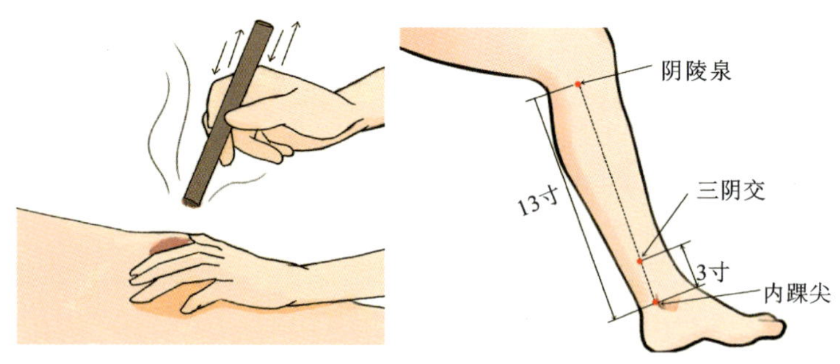

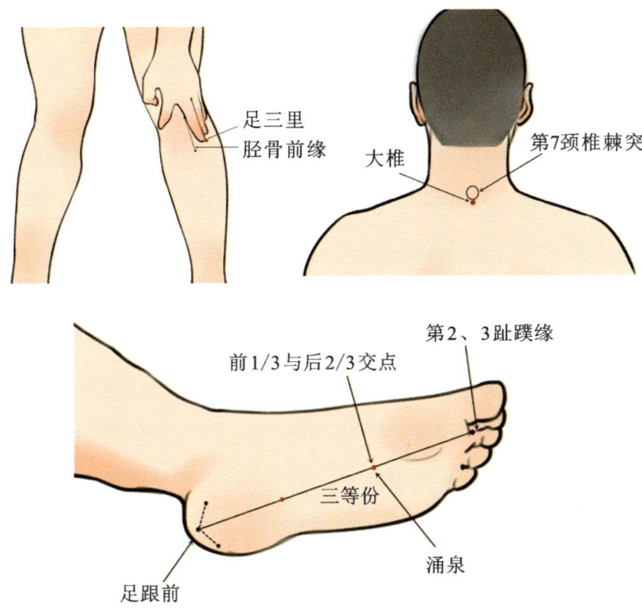

【注意事项】灸时防止艾灰掉落，避免烫伤皮肤。

妙招三：刮痧疗法

【操作方法】

(1)背部：患者取俯卧位，操作者采用直线刮法，从后正中线旁开0.5寸第1胸椎至第5腰椎棘突下两侧刮拭。每侧刮20~30次。

(2)腹部：患者取仰卧位，操作者首先用手按揉腹部以消除紧张情绪，再分别从上腹正中线脐上5寸刮至脐上2寸，从腹正中线脐下1.5寸向下刮至脐下4寸，中间绕开肚脐。

(3)四肢部：患者取仰卧位，操作者用直线刮法，从腕横纹上7寸向下刮至腕横纹上1.5寸，每侧刮拭20~30次。下肢重点刮拭足三里、丰隆穴处。

(4)刮拭力度根据患者的体质和承受度决定，刮至出痧即可。每周 1 次，连续 4 周为 1 个周期，共 3 个周期。

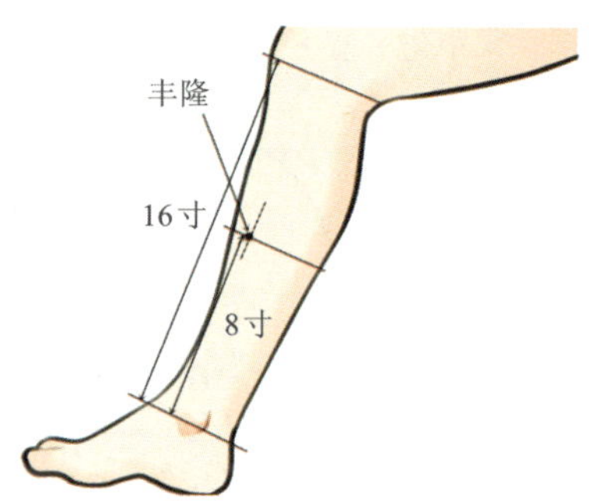

【注意事项】刮拭后注意避风；出痧 3 小时内忌洗凉水澡；禁食生冷、油腻、刺激之品，以免影响脾胃运化，使邪气不能外泄；瘀斑未退前，不宜在原处进行再次刮拭。

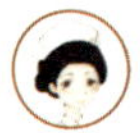

小杏食谱

1. 山楂决明子茶

【原　料】山楂、决明子各 15 克。

【制　作】将山楂、决明子放入砂锅中，加水适量，以文火煎煮，取汁约 1500 毫升，储于保温瓶中。

【用　法】随时饮用，每日 1 剂。

【功　效】活血化瘀，降脂减肥。

2. 普洱茶

【原　料】普洱茶 5~10 克。

【制　　作】先用沸水烫热茶具，随后放入茶叶，茶叶量与水量之比约为 1 ∶ 40，冲入茶具容量约 1/4 的沸水，快速倒去。倒沸水冲泡 10 秒，滤网放到公道杯上，将茶水倒入公道杯中，过滤碎茶。

【用　　法】随泡随饮。

【功　　效】降脂减肥。

3. 芡实荷叶粥

【原　　料】芡实(去皮)40 克，山药(研成细末)30 克；粳米 50 克，新鲜荷叶 1 张。

【制　　作】将全部原料放入锅内，加清水适量，武火煮沸后，文火煮成粥。

【用　　法】弃荷叶后分 2 次温服。

【功　　效】补肾健脾。

小杏叮嘱

(1)合理的饮食结构：忌食猪油、牛油、肥肉等。减少食盐的摄入量，适当增加植物粗纤维食物，如果胶、麦麸、海藻多糖等。

(2)戒烟、戒酒。限制零食，规律用餐。

(3)饮食以清淡为主，甜、咸、辛、酸均可刺激食欲，甜味还易助湿生痰，而清淡食物不仅不刺激食欲，还可利尿、通便。

(4)合理运动与饮食控制相结合，并长期坚持。

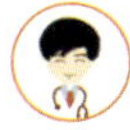

专家提醒

饮食减肥的常见误区如下。

(1)长时间不进食。如果长时间不吃东西，身体将释放更多胰岛素，使人很快产生饥饿感，最终忘掉饮食禁忌，从而暴饮暴食。因此，不进食的时间不应超过 4 小时。

(2) 不吃糖类。不吃糖类能很快减轻体重，但失去的是水分而不是脂肪。专家建议每天可以摄取适量的糖类。

(3) 喝很多咖啡，以此抵制食物的诱惑。这样虽然能够“欺骗”自己的胃，但咖啡也有能量，时间一长还容易导致胃炎。

(4) 不吃盐。人体每天必须摄取一定量的盐分，以维持身体的代谢平衡，当然盐也不应多吃，世界卫生组织建议成人每日食盐摄入量应低于 5 克。

(5) 多吃水果。水果固然能够起到减肥的效果，但含糖量高的水果长期多吃也会发胖。

第三节　青春痘

大一新生小豆因担心期末考试而失眠，室友提议去某火锅店吃火锅放松，吃完后却因长痘而更焦虑了，每日不敢出寝室的门，不知道该怎么办才好。

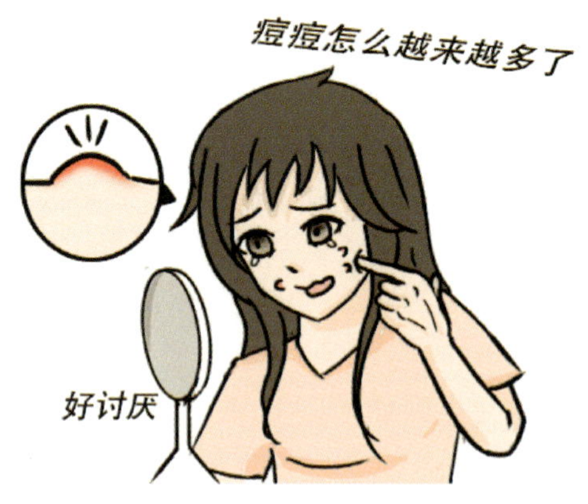

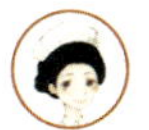

小杏答疑

小豆：请问我脸上长的是什么呢？

小杏：青春痘又叫痤疮，是青春期常见的一种皮肤疾病。这是一种与性腺内分泌功能失调有关的毛囊、皮脂腺慢性炎症性皮肤病。本病好发于青少年颜面部。

小豆：以后会留下痘印吗？

小杏：痤疮轻症者一般预后良好，经治疗痊愈后会恢复正常肤色。严重的痤疮如果治疗不恰当或不及时，可导致永久性色素沉着或遗留瘢痕、疙瘩而影响容貌。

小豆：这次把痘痘调养好了，下次还会复发吗？

小杏：痤疮的主要原因是内分泌失调，还与人的情绪、精神状态、饮食不节、工作学习过于紧张等因素有关。所以要防止痤疮的复发，除了调节内分泌以外，还必须十分注意精神、情绪、饮食等方面的调理和面部皮肤的护理。大部分女性痤疮的复发还跟月经不调有关，所以女性有月经不调者，更应在月经前后调理，连续调理 3 个月至半年，以达到痤疮不复发或减少复发的目的。

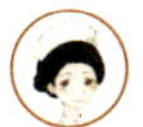

小杏支招

妙招一：中药外敷

【操作方法】将天然的芦荟捣碎或者榨汁，在晚上洁面后，将其敷在脸上，20 分钟后取下，并洗净脸部，脸上红红的痘痘就会逐渐变暗。

妙招二：中药熏洗

【操作方法】取苦参、蒲公英、地肤子、龙胆、牡丹皮和大青叶各 30 克，水煎液先熏后洗，每日 2 次，10 日为 1 个疗程。

妙招三：中药涂搽

【操作方法】 将黄连、黄柏、黄芩、大黄各 15 克共研细末。取药末 10~15 克，加入蒸馏水 100 毫升、医用石炭酸 1 毫升后摇匀，用棉签涂搽患处，每日 3~4 次。

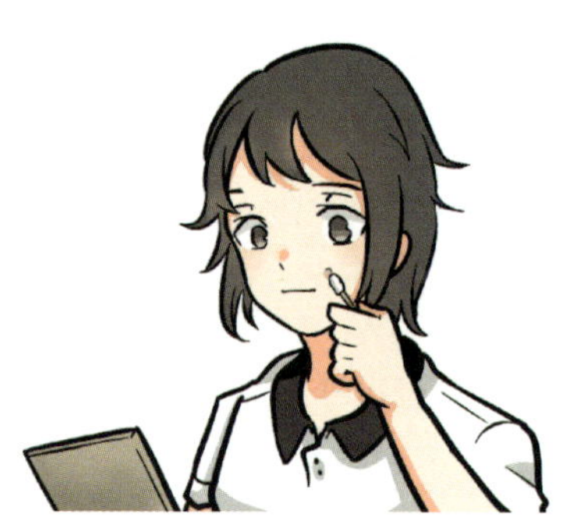

妙招四：清痤养颜面膜

【操作方法】 将杏仁 20 克、桑白皮 20 克、白芷 20 克、僵蚕 20 克、野菊花 10 克、穿心莲 20 克、十大功劳 20 克、冬瓜仁 10 克、乳香 20 克、丹参 10 克、大黄 6 克、冰片 2 克、薄荷 10 克研成细末，消毒灭菌装瓶备用。治疗前清洁面部皮肤，取适量药粉，用温水调制成糊状，均匀涂敷面部，同时可加上间断的蒸汽喷雾，按摩 10~15 分钟(有炎症时不能按摩)。敷药时间为 30 分钟，后用温水洗净，每 2 日用药 1 次。

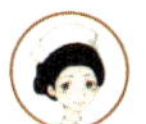

小杏食谱

1. 蒲公英茶

【原　　料】干蒲公英叶 1 茶匙或新鲜蒲公英叶 3 茶匙。

【制　　作】将干蒲公英叶或新鲜蒲公英叶放入锅中，加适量的矿泉水，盖上盖子烧开，再煮 10 分钟，冷却后倒入杯中，即可食用。

【用　　法】随时饮用。

【功　　效】清热解毒。

2. 苦瓜汁

【原　　料】苦瓜半根。

【制　　作】将苦瓜切丁，加水煮至稀烂，水呈淡黄色，当饮料喝。

【用　　法】随时饮用，勿加调料。

【功　　效】清肺胃湿热，凉血解毒。

3. 芦根山楂茶

【原　　料】芦根、生山楂各 30 克，冰糖适量。

【制　　作】将生山楂、芦根和冰糖加水一起煎煮，代茶饮之。

【用　　法】随时饮用。

【功　　效】清肺胃热，生津止渴，除烦。

小杏叮嘱

(1)忌食辛辣煎炸的食物，适当增加新鲜蔬菜、水果的摄入量。

（2）养成良好的生活习惯，保证充足睡眠，保持精神和情绪稳定，避免工作学习过于紧张。

（3）忌乱用药物，面部粉刺忌用手挤压。

（4）注意个人卫生，勤换洗枕巾、枕头套。

（5）选用含油质少的亲水性配方化妆品，避免购买不正规的祛痘化妆品、中草药擦剂。

（6）用温水洗脸能促进皮脂分泌，注意水温不宜高，同时减少每日使用香皂、洁面乳的次数。

（7）女子粉刺与月经周期关系密切，应在每次月经前1周到医院诊治。

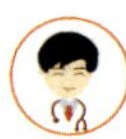

专家提醒

危险三角区是指从鼻根到两嘴角所形成的三角形区域。危险三角区的痘痘不能挤，主要是因为三角区内的血管可以直通入脑，连接海绵窦，如果挤压痘痘，造成局部感染扩散，则会产生颅内感染，引起化脓性脑膜炎，或者脑脓肿等疾病。因而在这个区域长的痘痘或者疖，都不建议去挤压，避免引发严重的颅内感染。

第四节　少白头

过几天是涛涛初一开学报到的日子，可他却忧心忡忡，担心他一头花白的头发被同学嘲笑。妈妈了解后带他去中医护理门诊咨询。

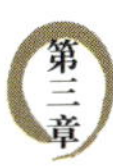

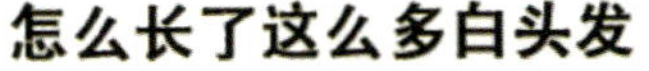

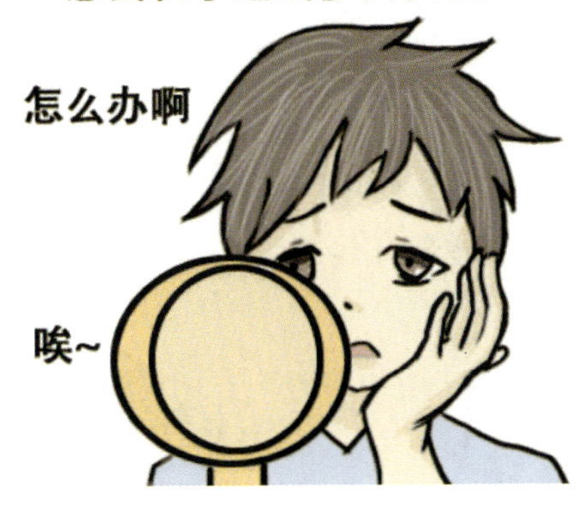

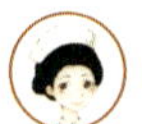

小杏答疑

涛涛：我今年才 12 岁，却长出了许多白头发，这到底是怎么回事啊？

小杏：12 岁长白头发属于早年白发，又叫少白头。

涛涛：我为什么会这样呢？

小杏：少白头常有家族遗传史，此外，营养素缺乏、肠道功能紊乱、学习压力过大、精神紧张、情绪激动、悲观抑郁等；或慢性消耗性疾病，如结核、恶性贫血、内分泌功能障碍等，均可影响黑色素的合成，使头发变白。中医学认为，少白头主要与肝肾亏虚相关。

涛涛：请问有什么办法能使我的头发变成黑色吗？

小杏：少白头的治疗一般见效较慢，想要完全恢复到之前的黑头发是比较困难的。不过请放心，只要不急于求成，守法守方，坚持治疗，还是可以通过一些中医妙招减轻白发之症的。

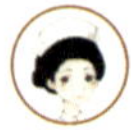

小杏支招

妙招一：穴位按摩

【操作方法】用牛角梳或手指指腹由前向后梳理头皮，每次 5~10 分钟，直至头皮出现微热感，每日按摩 2~3 次，可以加强血液循环，促进头皮新陈代谢。

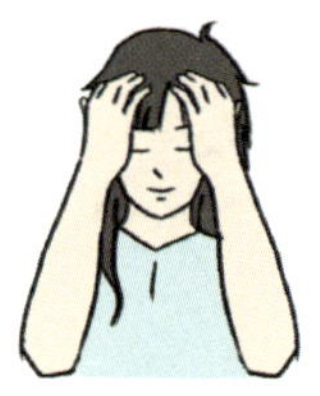

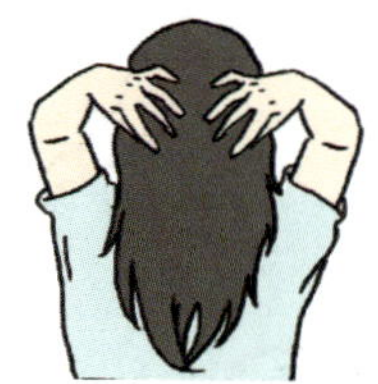

①从前往后梳理头皮

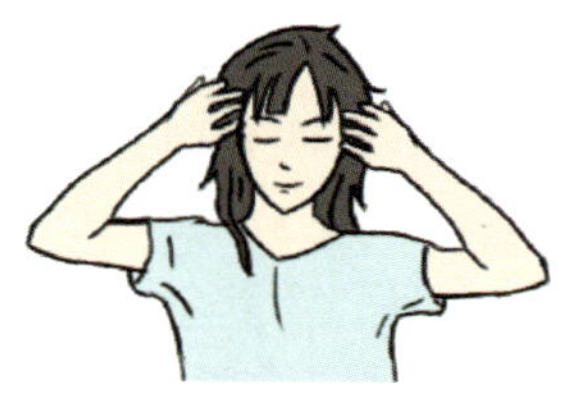

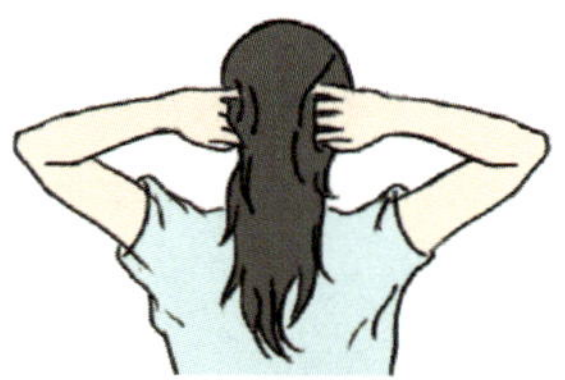

②从两侧梳理头皮

妙招二：艾灸疗法

【操作方法】将点燃的艾条悬于百会、四神聪、肾俞、脾俞等穴位上进行熏灸，注意与皮肤保持 2~3 厘米的距离，每个穴位灸 10 分钟左右，直至皮肤微微发红，有温热感，而又不至于产生灼痛感和烧伤皮肤。头部穴位施灸时要分理开头发，暴露穴位后再灸。艾灸过程中应及时弹落艾灰，施灸完毕，用小口瓶熄灭艾火。也可以购买家用艾灸盒，更为安全。

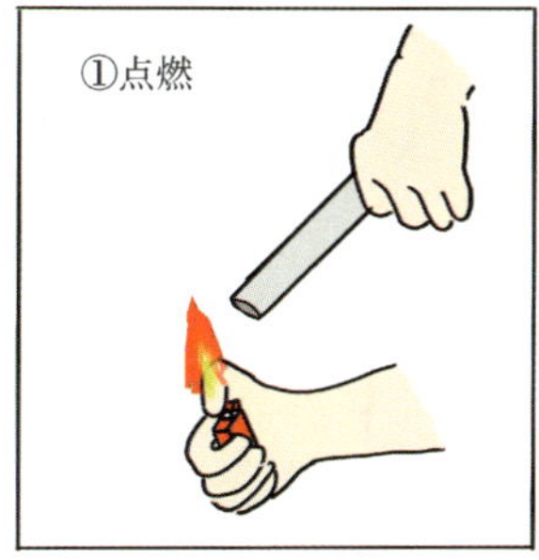
①点燃

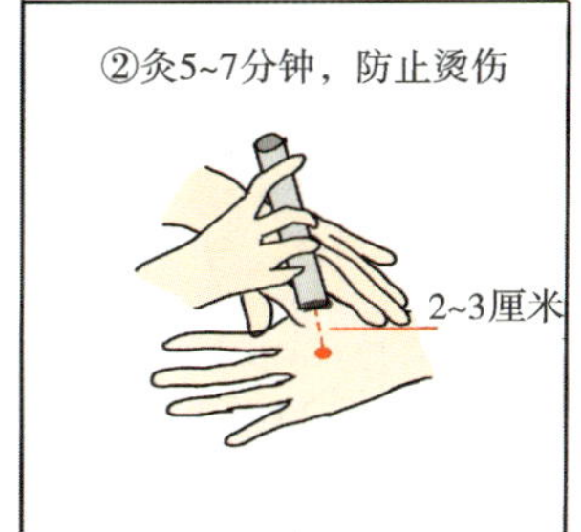
②灸5~7分钟，防止烫伤
2~3厘米

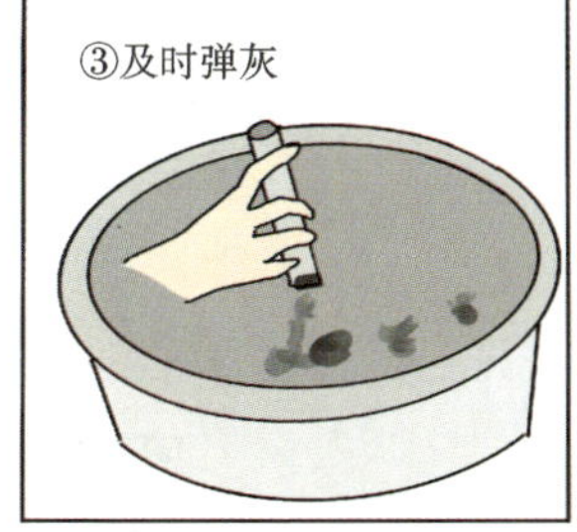
③及时弹灰

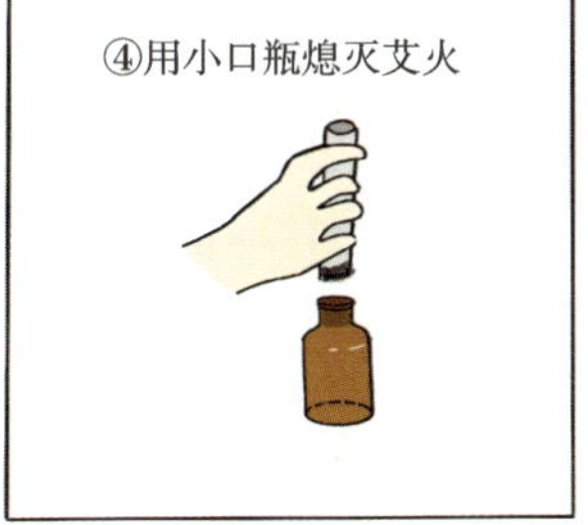
④用小口瓶熄灭艾火

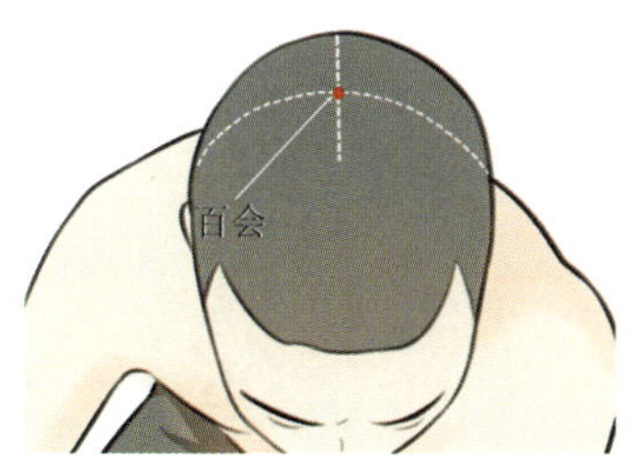
百会

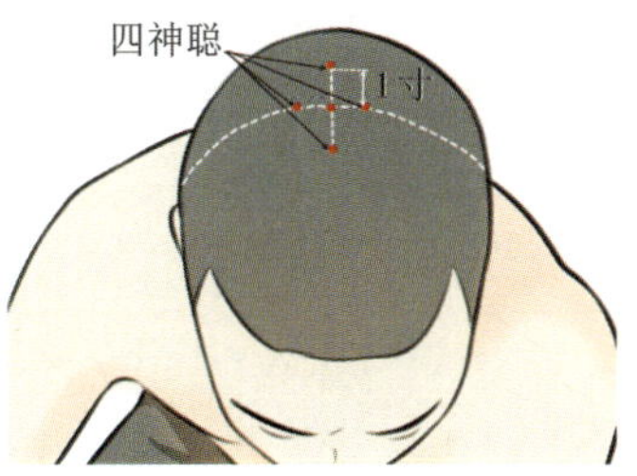
四神聪
1寸

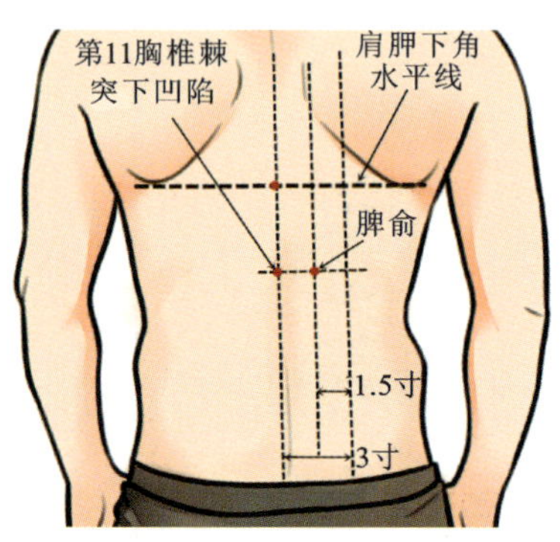

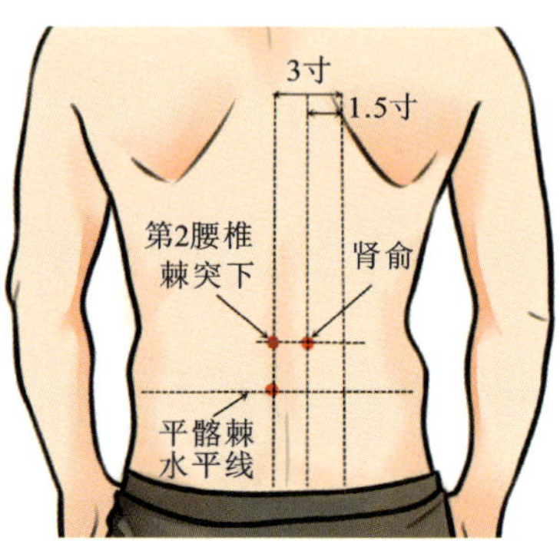

【注意事项】经常艾灸可预防疾病，保健强身。但对热证，实证以及重要器官、大血管处，颜面部不宜施灸。

妙招三：抖肾操

【操作方法】

（1）双手握成空拳，贴拳于肾俞穴处。

（2）踮起脚后跟，保持脚尖不离地，通过双脚上下抖动带动身体抖动，至腰部感觉轻微发热。

【功　　效】固肾，健腰。

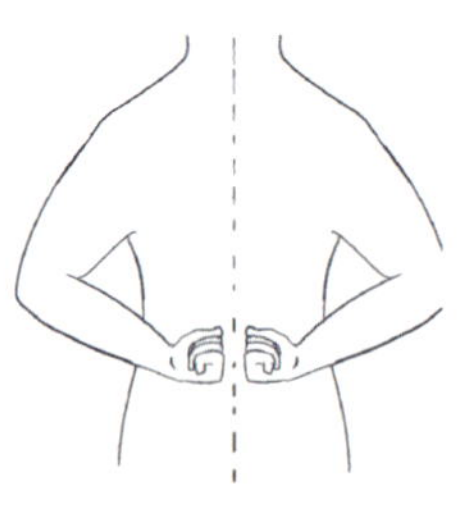

①双手握成空拳，贴拳于肾俞穴

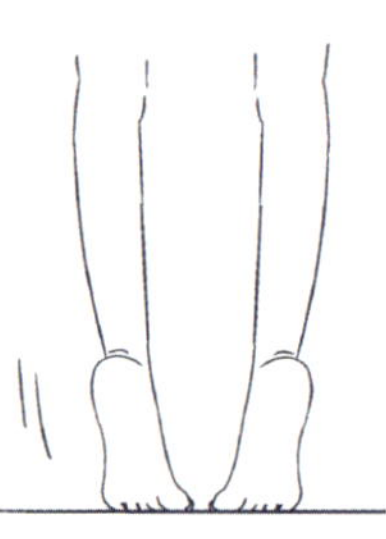

②踮起脚后跟，脚尖不离地

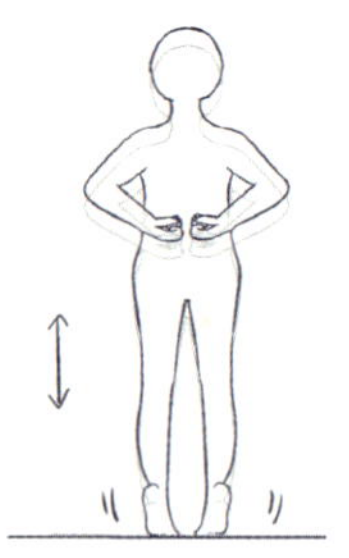

③双脚上下抖动带动身体抖动

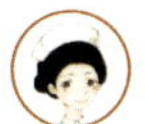

小杏食谱

1. 桑椹芝麻蜂蜜膏

【原　　料】新鲜桑椹 250 克，黑芝麻 250 克，蜂蜜适量。

【制　　作】将新鲜桑椹、黑芝麻泡水后洗净，一同捣烂，然后加入蜂蜜，调匀成膏状，装入瓶里备用。

【用　　法】每次取蜂蜜膏 6 克，用温水送服，每日服用 3 次，连服 1~3 个月。

【功　　效】有补血、润肠、乌发、补发，润脏腑、通三焦、调脾胃之功效，与其他食物搭配，可起到调养肝脏的目的。

2. 芝麻核桃糖

【原　　料】黑芝麻、核桃仁各 250 克，红砂糖 500 克。

【制　　作】将黑芝麻、核桃仁炒熟待用；红砂糖放入锅内，用小火熬至较稠厚时，放入芝麻、核桃仁调匀，停火。趁热将红砂糖倒在表面涂过熟油的盘中，稍冷后压平，切成糖块。

【用　　法】冷却后即可食用。

【功　　效】补肾健脑，乌发生发。

3. 桑麻丸

【原　　料】桑椹、黑芝麻各等份为末。

【制　　作】炼蜜为丸。

【用　　法】每丸 39 克，早晚空腹各用 1 丸。

【功　　效】补益肝肾，养血明目，乌发生发。

4. 黑豆蒸

【原　　料】黑豆、淡盐水各适量，鸡蛋 1 个，核桃 2 颗。

【制　　作】将黑豆洗净，反复蒸 9 次，放入瓷瓶备用。

【用　　法】每日服 2 次，每次 6~9 克，淡盐水送服。同时吃鸡蛋 1 个，核桃 2 颗。

【功　　效】补肾乌发。

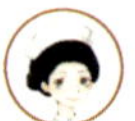

小杏叮嘱

(1)保持性格开朗、心情舒畅、情绪稳定、心境平和，克服悲观失望的消极情绪是生发养发的重要因素。

(2)因睡眠时间不足会损伤气血，长期熬夜还可能导致内分泌紊乱。所以平时应保持生活作息规律、保证睡眠充足。

(3)调整饮食结构，纠正偏食。多吃富含维生素、蛋白质、铜、酪氨酸的食物，如谷类、蛋类、大豆、坚果、菠菜、柿子、西红柿、土豆、黑芝麻、核桃、黑米、黑木耳、桑椹子、大枣、枸杞子、鸡肉、瘦牛肉、动物肝脏等。忌食辛辣、甜腻的食物，少饮浓茶，戒烟限酒。此外，不要食用过多的盐，否则会使血液循环产生障碍，可能会进一步导致白发的产生。

(4)要加强锻炼，促进全身血液循环，增加毛发黑色素生成。

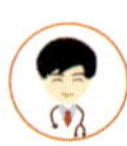

专家提醒

(1)少白头目前尚无有效的治疗手段，穴位按摩、艾灸疗法等有一定程度的改善，但需坚持进行。

(2)少白头要及时去医院就诊，如果存在原发病，如脑垂体疾病、甲状腺疾病等，应在专业医生的指导下治疗原发病，解除病因。

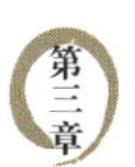

第五节　流感

小楠在参加完班级春游活动后的第 2 日，感觉全身无力，头也痛得厉害，昏昏沉沉的。她找到正在做饭的妈妈，说："妈，我很不舒服，今日班上有好多同学都生病请假了，我不会也生病了吧？"妈妈听了，赶紧摸了摸她的额头，发现她的额头烫得厉害，便立刻带她去了医院，结果诊断为流感。

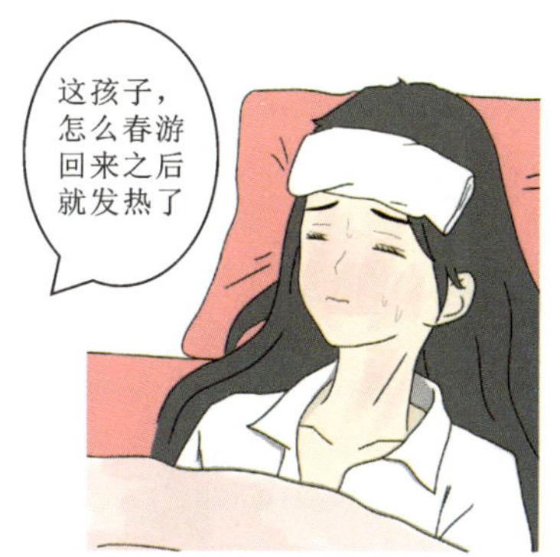

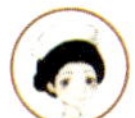 **小杏答疑**

小楠妈妈：什么是流感？

小杏：流感全称为流行性感冒，是由流感病毒引起的急性呼吸道传染病。该病起病急骤，传染性强，临床常表现为畏寒高热、头痛头晕、全身酸痛等症状。

小楠妈妈：为什么小楠会突然得流感呢？

小杏：流感的发生与诸多因素相关，其常发生在冬春季节，通过飞沫传播，孕妇、儿童、老年人和有呼吸系统疾病的人群均是易感人群。

小楠妈妈：那有什么可以预防儿童流感的方法吗？

小杏：有的，我给您介绍几个妙招吧。

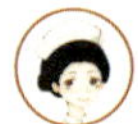

小杏支招

妙招一：穴位按摩

【操作方法】

按法（视频）

（1）按摩迎香穴：用双手中指或示指自鼻根部位按摩鼻的两侧数十次，然后用双手中指或示指按双侧迎香穴。

（2）按摩大椎穴：用双手示指、中指按住大椎穴，先用力揉按数十次，然后自大椎穴向上推揉至发根数十次。

（3）按摩足三里穴：双手拇指指端分别按压双腿的足三里穴，指端位置不动，用力由轻渐重，连续而均匀地用力按压。每日早晚各 1 次，每个穴位按压 1 分钟，可预防流感。

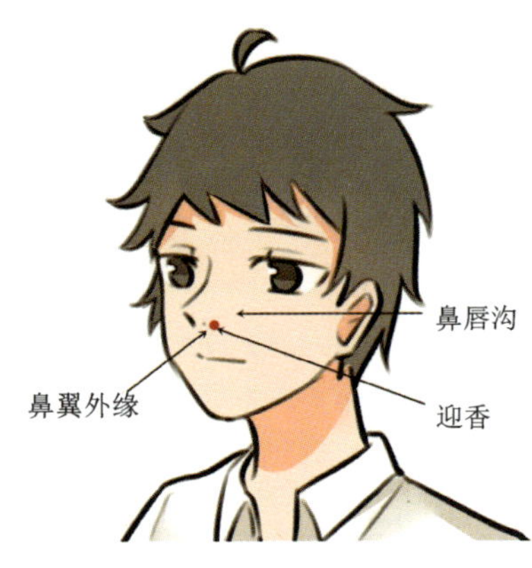

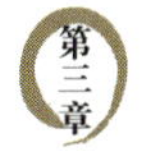

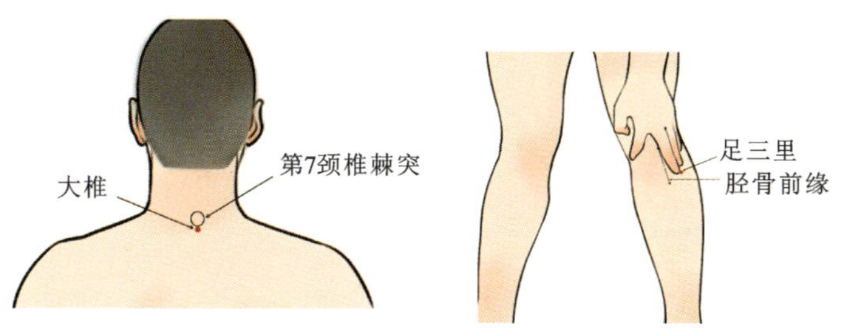

妙招二：中药熏蒸

中药熏蒸主要用于居住环境的预防，即用食醋蒸汽熏蒸房间或喷雾在房间内进行空气消毒。

【操作方法】 将门窗关闭，按每立方米空间喷洒5毫升食醋计算，加等量水熏蒸或喷雾，因为偏酸的环境不利于病毒的生长繁殖。

妙招三：芳香疗法

【操作方法】 将香薷30克、石菖蒲20克、苍术10克、薄荷5克、佩兰5克等药材干品研末，提炼成粉状，然后将其缝制成香包，随身携带。

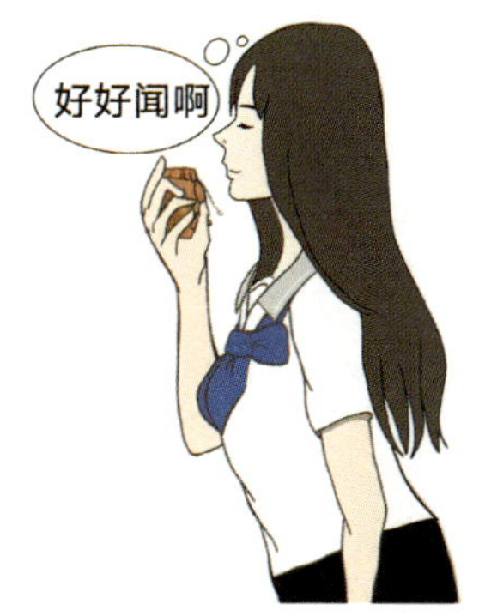

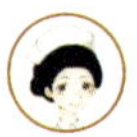

小杏食谱

1. 桑菊饮

【原　　料】桑叶5克，杭白菊5克，薄荷3克，蜂蜜适量。

【制　　作】将桑叶、杭白菊放在锅中，煎约半小时，再加入薄荷，煎片刻，兑入蜂蜜即可。

【用　　法】即煮即饮。

【功　　效】辛凉解表，疏风清热，宣肺止咳。

2. 玉屏风猪瘦肉汤

【原　　料】黄芪10克，白术10克，防风6克，猪瘦肉100克，生姜2片，食盐适量。

【制　　作】将药材(黄芪、白术、防风)洗净后稍浸泡；猪瘦肉洗净切块，锅中烧水，待小开后放入猪瘦肉焯烫，将焯烫好的猪瘦肉捞出，洗去浮沫；将药材、猪瘦肉、姜片置砂锅内，加入清水适量，武火煮沸后改文火煲约2小时，加食盐调味即成。

【用　　法】待温食用。

【功　　效】益气，固表，止汗。

3. 葱豉汤

【原　　料】葱30克，淡豆豉10克，生姜3片，黄酒30毫升。

【制　　作】将葱、淡豆豉、生姜加水500毫升同煎，煎沸后再加入黄酒，煮沸即可。

【用　　法】热服，服后盖被取汗。

【功　　效】发散风寒，理气和中。

4. 黄芪银花茶

【原　　料】黄芪 30 克，金银花 15 克，陈皮 9 克，大枣 5 枚，甘草 7 克。

【制　　作】将上述原料水煎，煮沸过滤取滤液。

【用　　法】热服，每日 2 剂，每剂 150 毫升。

【功　　效】预防时疫。

小杏叮嘱

(1) 在流感暴发期间，注意少去人群聚集的地方，尤其是人多拥挤的密闭环境。

(2) 室内每日进行空气消毒，咳嗽、打喷嚏时勿对着他人。

(3) 应劳逸结合，适当休息，多饮温水，多吃水果或果汁，饮食宜清淡，不宜吃油腻、辛辣、燥热的食物。

(4) 勤开窗通风，保持室内空气新鲜。

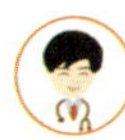

专家提醒

感冒流行季节，可服药预防。例如，冬春季用贯众、紫苏、荆芥等；夏季用藿香、佩兰、薄荷等；时邪毒盛，用板蓝根、大青叶、菊花、金银花等。食用葱、大蒜、食醋亦有预防作用。

第六节　咳嗽

小丽在游乐场玩得出汗了，结果一吹风受凉感冒了，开始表现为发热、鼻塞、流涕、打喷嚏，紧接着开始咳嗽。咳嗽症状一直持续，夜晚加剧，故到中医护理门诊寻求中医方法进行调理。

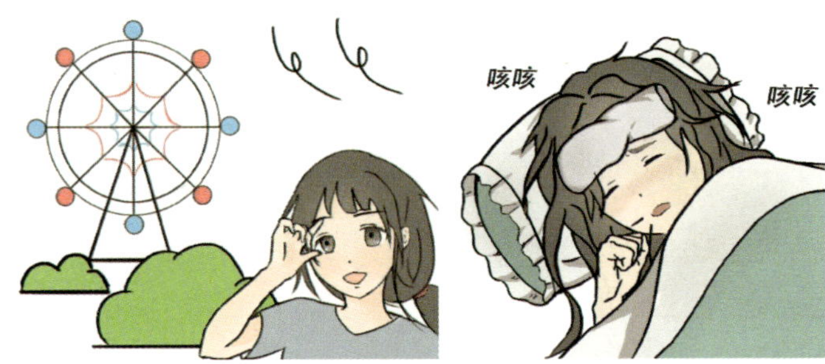

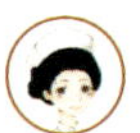

小杏答疑

小丽：我感冒后怎么开始咳嗽了？

小杏：咳嗽为感冒最常见的症状，且较其他症状持续时间长。它是以发出咳声或伴有咳痰为主症的一种肺系病证；有声无痰为咳，有痰无声为嗽，临床上多表现为痰声并见，难以截然分开，故以咳嗽并称。感冒咳嗽在青少年中极为常见。

小丽：咳嗽的主要病因是什么呢？

小杏：咳嗽的病因比较复杂，按病因分外感咳嗽和内伤咳嗽两大类。外感咳嗽为六淫外邪（风、寒、暑、湿、燥、火）侵袭肺系；内伤咳嗽为脏腑功能失调，内邪干肺。不论邪从外而入，或自内而发，均可引起肺失宣肃，肺气上逆而致咳嗽。

小丽：为什么我一直咳个不停，尤其是晚上咳得更厉害？

小杏：夜间23：00~03：00咳嗽加剧，过此时段咳嗽即减轻甚至不咳。中医学认为，此段时间为肝胆所主，厥阴风气所旺，且夜间为阴，人平卧则肺气更易上逆，所以夜间咳嗽会加重。

小丽：应该如何调理以尽快止咳呢？

小杏：对部分咳嗽症状明显或影响生活学习的患者，建议短期使用镇咳药、抗组胺药等。中医外治法对感冒后咳嗽亦有一定的疗效。建议您试试简单的中医外治方法，加以食疗进行止咳和调理。

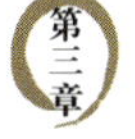

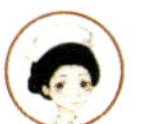

小杏支招

妙招一：穴位贴敷

【操作方法】丁桂儿脐贴是由丁香、肉桂、荜茇 3 味中药，加凡士林、月桂氮卓酮、甘油、石蜡、羊毛脂等辅料制成的棕褐色外用膏剂，具有健脾温中、散寒止泻的作用。贴于天突、膻中、大杼、定喘、风门、肺俞穴，每次 1 贴，每日 1 次。

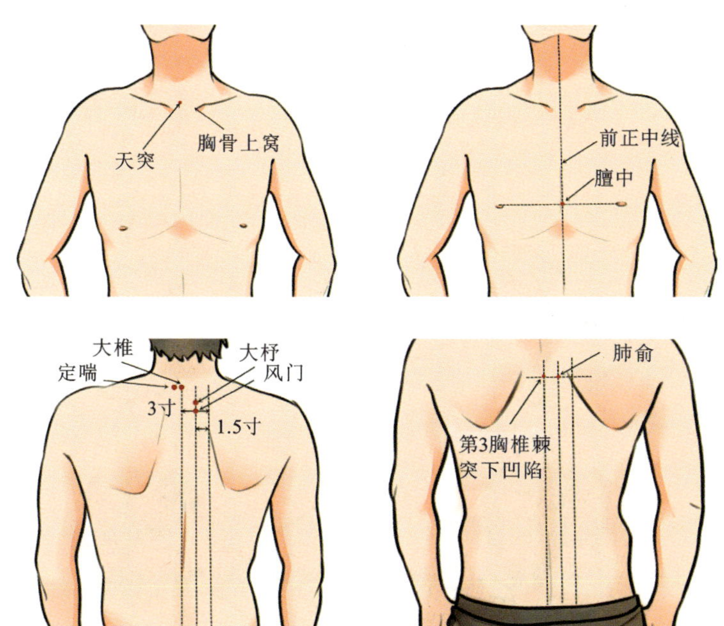

【注意事项】皮肤破溃处禁用；对本品过敏者禁用，过敏体质者慎用。在贴敷后如出现脐部瘙痒、红肿有皮疹者，应立刻停用。

妙招二：穴位按摩

【操作方法】 取穴：天突、膻中、大杼、风门、肺俞、风池、风府、肩井穴。

（1）患者取仰卧位，操作者站于其身侧，以双手拇指或双掌分推胸肋部，自上向下，依次移动，反复5~8次；继之以中指揉天突穴，一指禅推膻中穴，每个穴位1分钟。

（2）患者取俯卧位，操作者站于其身侧，双手拇指揉大杼、风门、肺俞穴，每个穴位1分钟。

（3）拇指与其余四指相对用力拿、点按风池穴2~3分钟，点按风府穴1分钟，以稍重手法拿肩井穴2分钟。

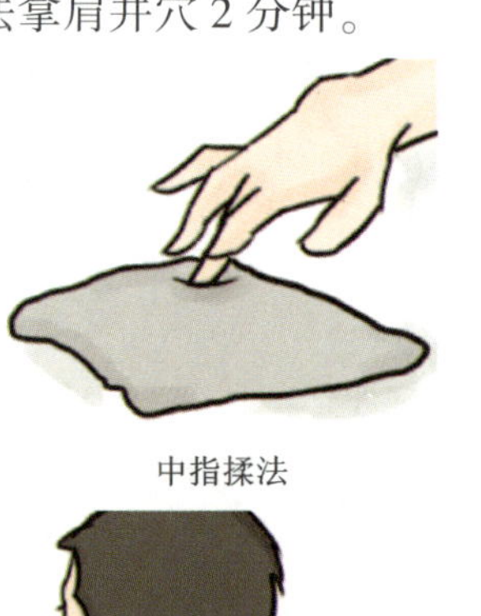

中指揉法

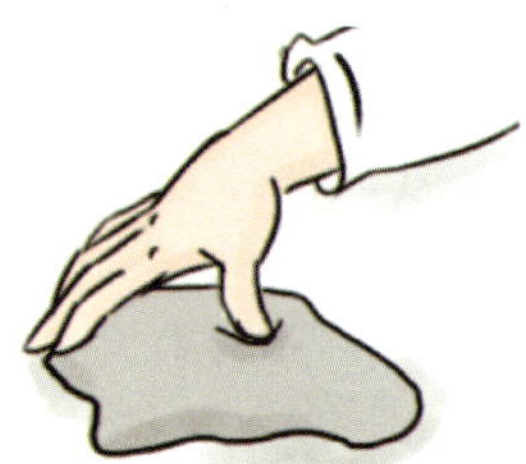

拇指揉法

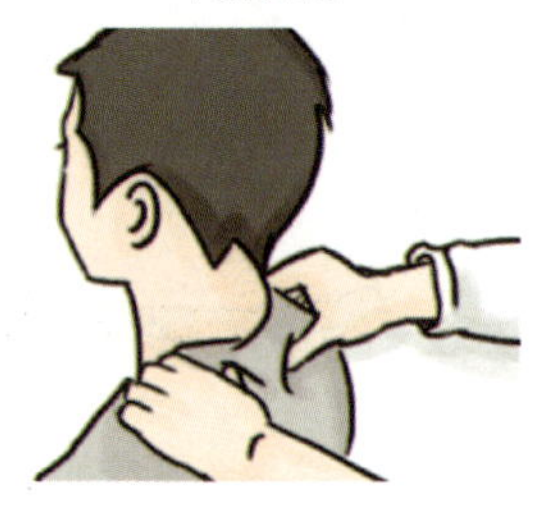

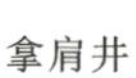

拿肩井

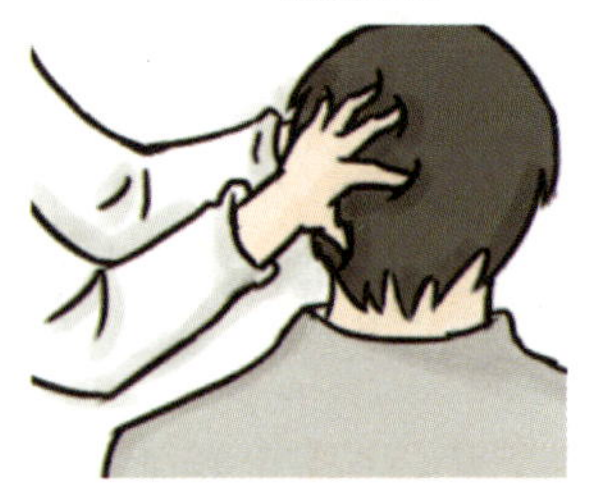

拿、点按风池

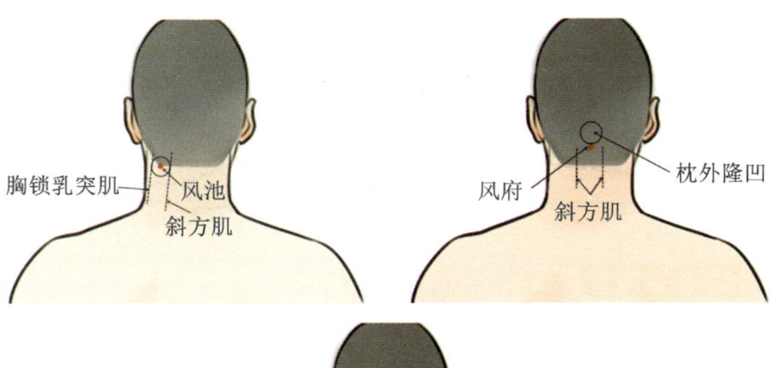

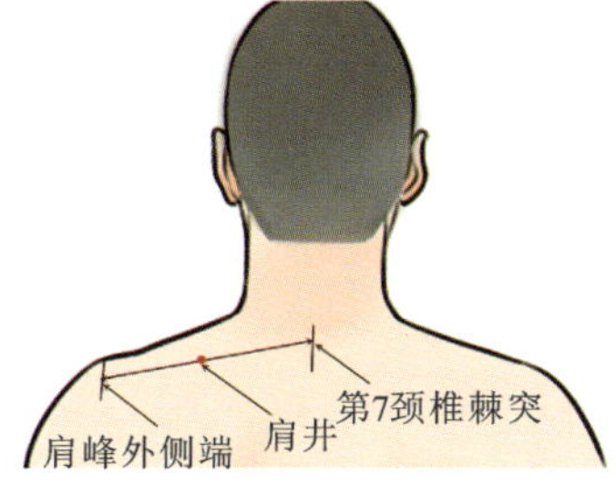

妙招三：砭石疗法

【操作方法】 使用砭具的弧面刮拭鱼际穴。

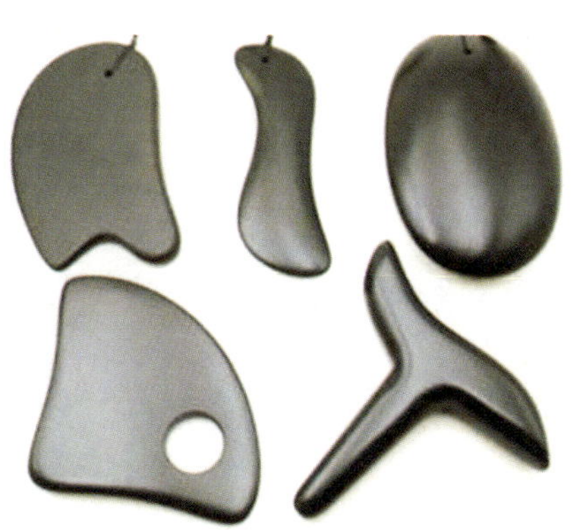

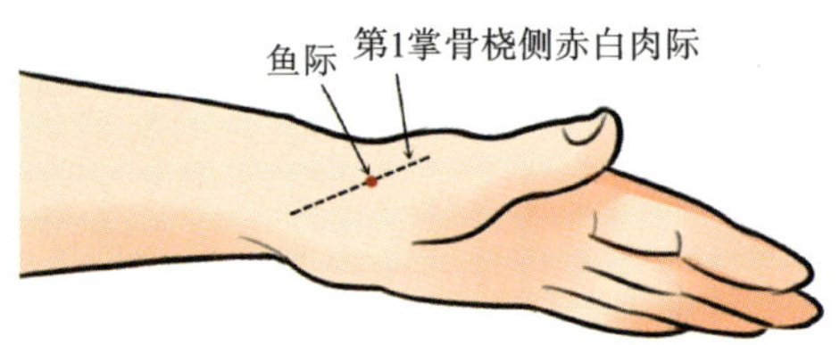

【功　　效】疏通经络，清热利咽。

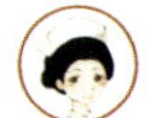

小杏食谱

1. 苏杏汤

【原　　料】紫苏、杏仁、生姜、红糖各 10 克。

【制　　作】将紫苏、杏仁捣成泥，生姜切片，共煎取汁去渣，调入红糖再煮片刻，令其溶化。

【用　　法】温服，每日 2~3 次。

【功　　效】疏风散寒，宣肺平喘。

2. 姜汁糖

【原　　料】生姜 10 克，红糖 100 克。

【制　　作】将生姜洗净、切片，用白纱布绞汁去渣。将红糖放入锅内，加入姜汁，添少许水。将锅置于文火上，烧至红糖溶化、黏稠起丝时停火。在一搪瓷盆内涂上热素油，再将熬化的糖汁倒入搪瓷盆内摊平，稍冷后用小刀划成 2 厘米见方的小块即成。

【用　　法】每日空腹时服用，每日 2 次，每次 5 块。

【功　　效】疏风散寒。

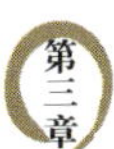

3. 甘草干姜汤

【原　　料】甘草 10 克，干姜 5~10 克。

【制　　作】锅内添少许水，甘草、干姜共煎煮取汁。

【用　　法】每日分 3 次饮用。

【功　　效】疏风散寒。

4. 冰糖川贝炖雪梨

【原　　料】雪梨 1 个，川贝母粉 3 克，冰糖适量。

【制　　作】将雪梨洗净，切下一小半，挖去里面的核，并在空腔中放入冰糖和川贝母粉，可加少许水。盖上梨的上半部分，并将梨放入深碗中，隔水蒸 40 分钟。

【用　　法】梨与梨水一起食用，每日 1 次，糖尿病患者不建议服用。

【功　　效】清热润肺，止咳化痰。适宜于肺热证咳嗽患者。梨和川贝母都偏凉性，故脾胃虚寒、风寒咳嗽的患者应忌用。

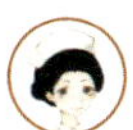

小杏叮嘱

(1) 注意四时调摄，积极锻炼，配合饮食调理，提高机体卫外功能，增强皮毛腠理御邪抗病能力。

(2) 注意气候的变化，做到防寒保暖。

(3) 饮食不宜肥甘厚味，或辛辣过咸，应戒除烟酒等不良嗜好。

(4) 适当进行体育锻炼以增强体质。

(5) 咳嗽痰多者，应鼓励患者尽量将痰排出。

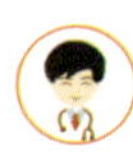

专家提醒

慢性咳嗽的病程较长，反复发作，尤其应当注意起居有度，合理饮食，可根据病情适当选用雪梨、山药、百合等作为食疗调护，坚持缓则治本的原则，补虚固本以图根治。

第七节　痛经

呲溜、呲溜……“没有什么是一个冰淇淋解决不了的，如果有，那就吃两个！”小冉高兴地吃着冰淇淋，想着等下还要买几个甜筒回家慢慢吃。但次日清晨，她蜷缩在床上，全身乏力，手脚发凉，双手捂着腹部，疼痛难忍，甚至面色苍白，直冒冷汗……

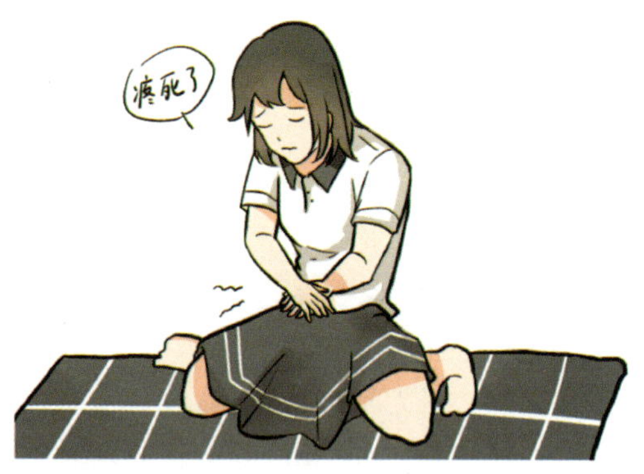

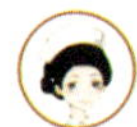

小杏答疑

小冉：小杏，我之前来例假的时候也会痛，这次怎么会痛得更厉害？

小杏：疼痛主要是不通或者不荣所致。引起痛经的因素比较多，主要有以下6个方面。

(1)与月经期间精神紧张、恐惧和焦虑有关。

(2)与青春期少女体质虚弱、疼痛耐受力较低有关。

(3)与子宫颈口狭窄、子宫极度前倾位或后倾位有关。

(4)与经期剧烈运动或受风寒湿邪侵袭有关。

(5)与催产素、加压素等激素水平失调有关。

小冉：痛经严重影响了我的学习和生活，我应该怎样做才能缓解痛经？

小杏：对于痛经，首先要注意情志调畅，避免过度的紧张、焦虑。其次，还可通过艾灸疗法、中药热熨、穴位按摩、中药足浴、瑜伽疗法、饮食调理等方法改善痛经的症状。

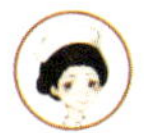

小杏支招

妙招一：艾灸疗法

【操作方法】将点燃的艾条悬于合谷、关元、气海、足三里、三阴交、血海等穴位上进行艾灸，注意与皮肤保持3~5厘米的距离。在月经来潮前5日开始进行艾灸，每个穴位灸10~20分钟或至皮肤发红，有温热感，注意避免产生灼痛感和烧伤皮肤。

【操作图解】

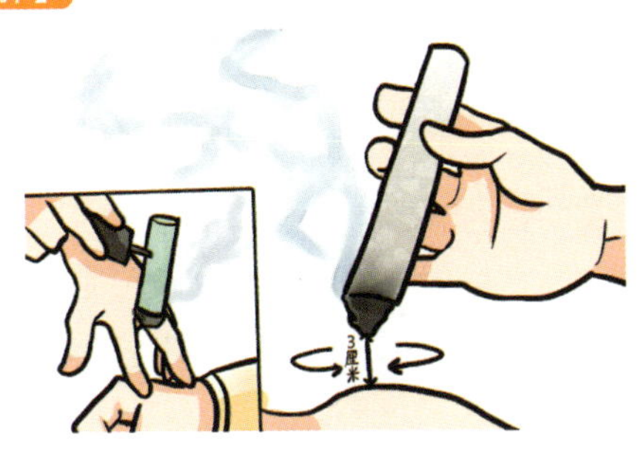

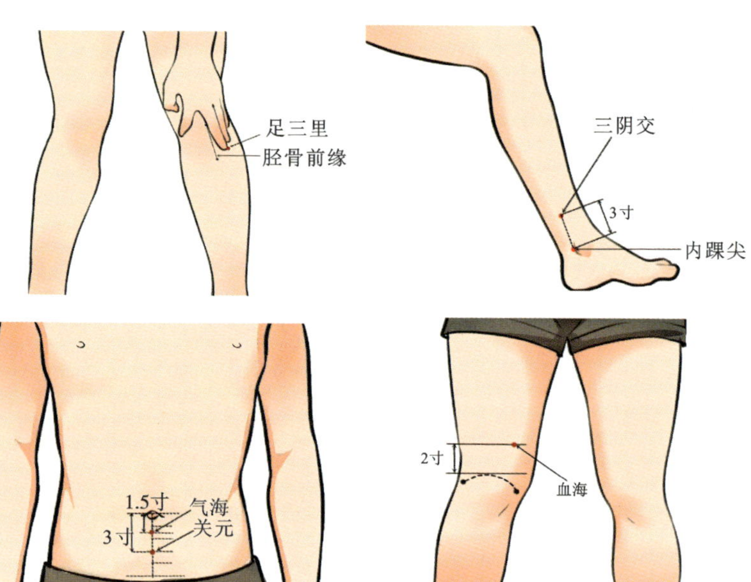

妙招二：中药热熨

【操作方法】盐姜熨脐方：取盐、生姜、葱白、桂皮、陈醋各适量炒热，趁热敷于小腹部，可用热水袋助温。每日 1~2 次，每次 10~30 分钟，连续 3~5 日。

【功　　效】活血散寒，温经止痛。

妙招三：穴位按摩

【操作方法】用手指或者掌根部按摩足三里、气海、关元、三阴交、合谷等穴位。一般在月经开始前 1 周左右开始按摩，每个穴位顺时针按揉 1~2 分钟，手法注意先由轻到重，由浅到深，再由重到轻，由深到浅。

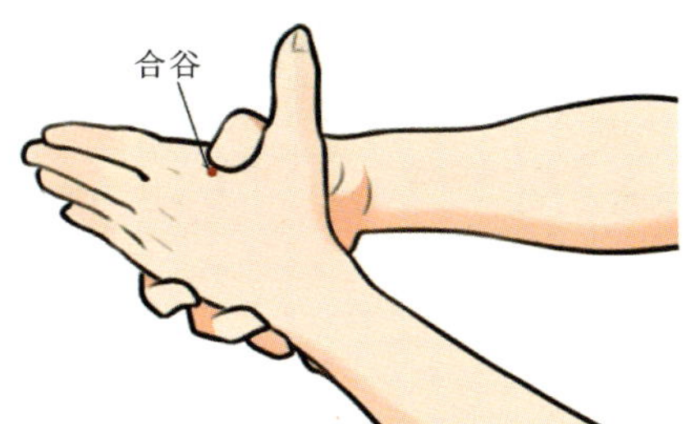

妙招四：中药足浴

【操作方法】选取艾叶30克，干姜、当归、川椒等各10克，煎水2000毫升，浸泡双足。热水温度根据患者的耐受程度以及季节等因素进行适当的调整，一般为45℃，浸泡时间在30分钟左右，以患者全身微出汗为宜。

【功　　效】温阳散寒，温通气血。

妙招五：瑜伽疗法

【操作方法】通过瑜伽的伸展、扭转可加强骨盆区域的血液循环，强壮内脏器官，对月经不调和痛经女性助益颇多。具体动作如下。

(1)双腿背部伸展式：人坐直，上身与双腿成90°，随着吸气，用双手抓住双脚，吸气将胸腔打开，抬头伸展背部；随着下一次的呼气，折叠上半身，让腹部、胸口、下巴依次去贴近腿部，整个面部向下；经期练习可在双腿上放置一个抱枕，保持3~5次深呼吸。

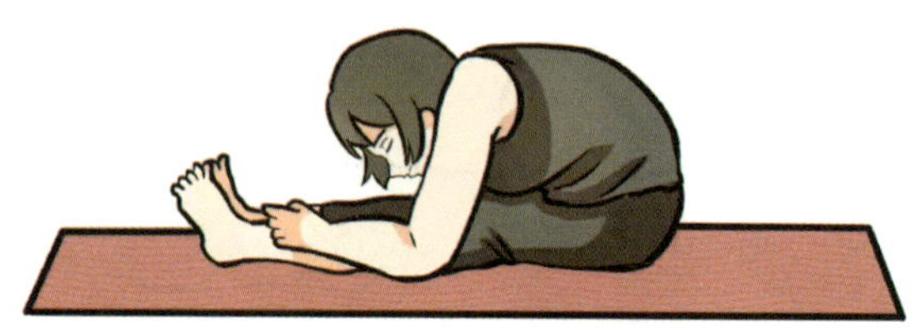

(2)加强侧伸展式：吸气，将双腿前后分开，略宽于肩，双手掌心合十放在背后，指尖朝上，吸气，抬头向后伸展，呼气，让上身靠近前腿，放松上身和头部。

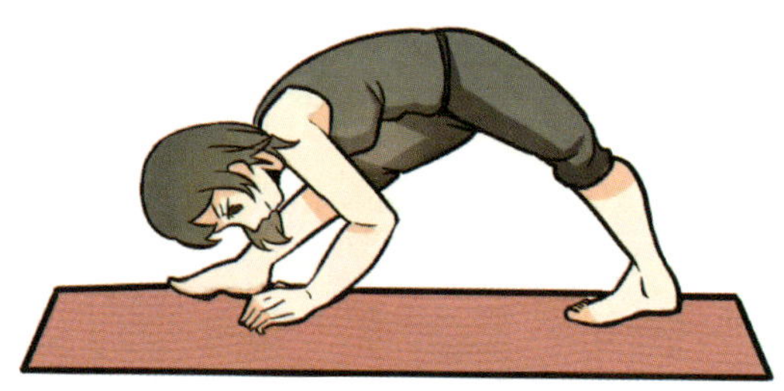

(3)脊柱扭转：坐在垫子上，臀部坐稳，背部保持挺直，吸气，头部和身体缓缓向后侧扭转，尽量转到最大的幅度，由腰部开始上身向后扭转。

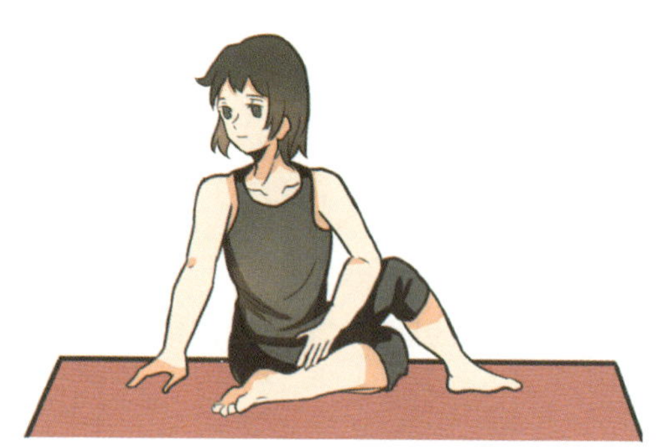

（4）仰卧束角式：取仰卧位，背部下方可以用长枕或毯子垫起来，让臀部贴于地面；双膝弯曲向外，两脚底相对，双腿自然打开，两手舒服地放置于身体两侧。闭上眼睛，保持5次深长的呼吸。

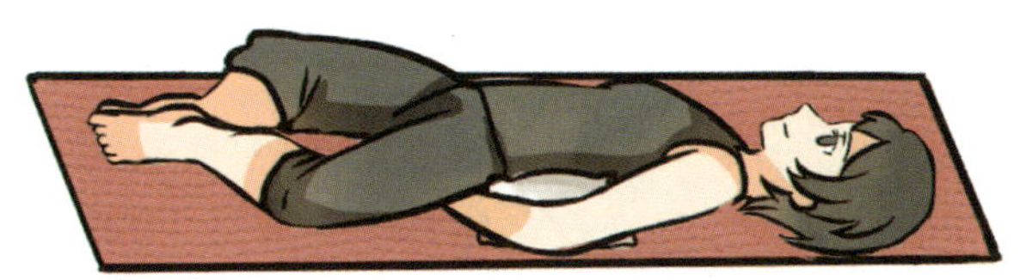

（5）猫伸展式：让双膝关节和两手撑在垫子上，吸气，向上抬头，塌腰，臀部上提，手臂撑住肩膀让胸部扩展，呼气，低头，下颌触碰锁骨，背部向上拱起，背部和髋关节向内回收。

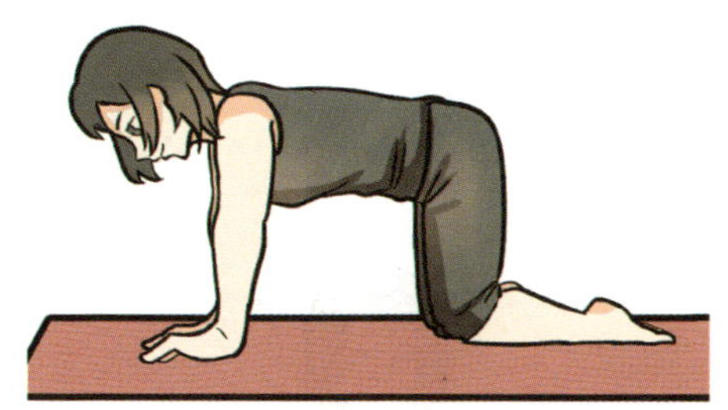

（6）猫变式：小腿跪在垫子上，手臂平放在垫子上，吸气，让手指尖向前移动，直到胸部和下颌落在垫子上保持不动，微微闭上眼睛，保持自然呼吸。

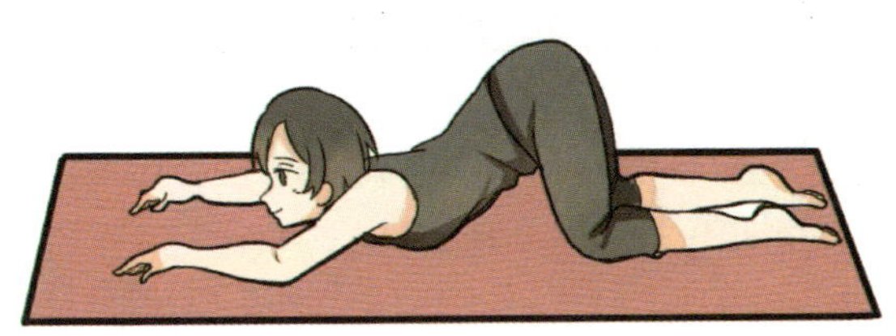

（7）快乐婴儿式：取仰卧位，骨盆保持中位，吸气时，弯曲双腿向上抬高，两只手抓住脚的外侧，慢慢地将双腿拉向自己，让脚心朝上，膝关节向两侧打开；想象着自己像婴儿一样放松，并感受大腿内侧和下背部的伸展，保持3~5组呼吸。

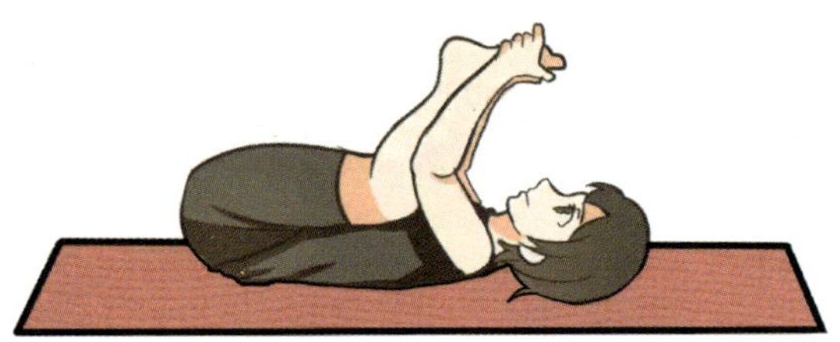

（8）蝴蝶式：双脚底合拢，两手抱住脚趾尖以保持两脚合拢。逐步收合两脚脚跟，尽可能移近会阴处。注意脚尖不要离开地面。然后双手抱住脚背，膝盖带动双腿向下、向上缓慢"摆动"，就像蝴蝶振翅一样。

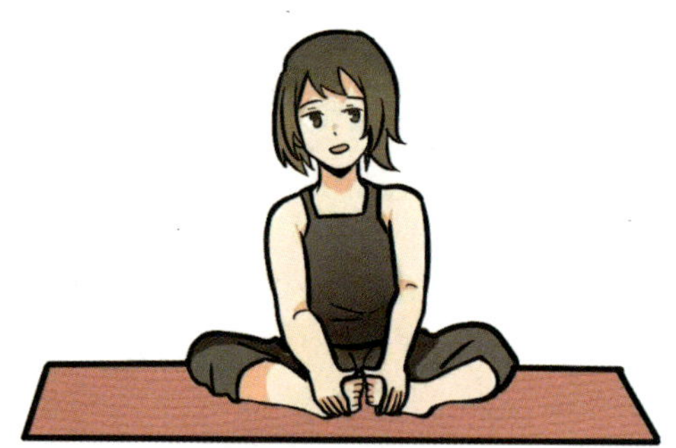

【注意事项】 每天饭后1小时做1~2个动作即可，每个动作做5分钟，经期第1日不适宜做。

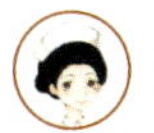

小杏食谱

1. 大枣姜汤

【原　料】姜 20 克，大枣 30 克，花椒 10 克。

【制　作】将姜、大枣洗净，姜切薄片同大枣、花椒一起置于锅内，加适量水，以小火煎成 1 碗汤汁即成。

【用　法】热服，每日 2 次。

【功　效】温中止痛。适宜于寒性痛经患者。

【注意事项】阴虚火旺者忌服。

2. 当归益母草蛋

【原　料】当归 10 克，益母草 30 克，鸡蛋 3 个。

【制　作】将当归、益母草、鸡蛋放入锅中，加入适量清水，煮至鸡蛋熟后，鸡蛋去壳再煮片刻，去渣取汁即可。

【用　法】饮汤食蛋，每次 1 个鸡蛋，每日 3 次，连服 5~7 日。

【功　效】活血化瘀。适宜于经血紫暗有块者。

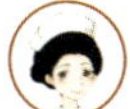

小杏叮嘱

(1) 要养成良好的饮食习惯，在经期禁食辛辣食物，避免阴道流血过多。

(2) 身体虚弱，气血亏虚者，建议食用补充气血的食物，如猪肝、红糖水、大枣、黑豆等。

(3) 日常注意保暖，忌生、冷、凉等刺激，避免因寒冷导致的痛经。

(4) 加强经期的卫生清洁，规律作息，鼓励适当运动，增强身体抵抗力，保持心情愉悦。

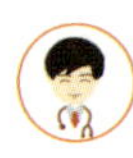

专家提醒

（1）若在经期出现持续性疼痛，难以忍受且影响正常的学习和生活，则需要到正规医院进行诊疗，必要时可以用一些镇痛药、激素类药物进行治疗。

（2）中医药治疗原发性痛经有较好的疗效，且复发率较低，受到广大患者的欢迎和认可，但中医诊疗应结合患者自身辨证结果和体质类型使用，方能取得最佳的效果。

第八节　月经不调

某市重点中学初三学生小希每个月的例假不能准时来，这成了她的“心病”，这一次已经推迟 3 个月了。妈妈不放心，带她到妇产科门诊看了张医生。张医生给小希开了中药，并推荐她到中医护理门诊采用中医护理技术进行调理。

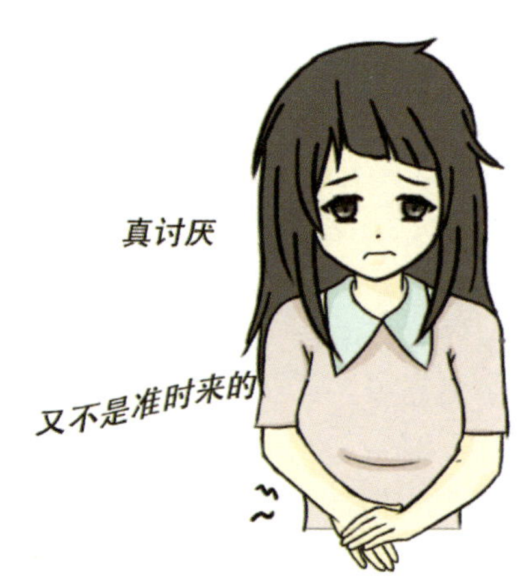

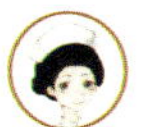

小杏答疑

小希妈妈：我女儿近2年来月经总是推迟，医生说是月经不调，这是怎么一回事啊？

小杏：凡月经的周期、经期、经量、经色、经质出现异常，或伴随月经周期出现明显症状的病症，称为月经不调，包括月经先期、月经后期、月经先后无定期、月经过多、月经过少、经期延长等。您女儿属于月经后期，是指月经周期错后7日以上，甚至3~5个月来一次月经，连续2个月经周期以上者。

小希妈妈：那这个严重吗？

小杏：小希妈妈，您不要紧张。小希这种情况属于青春期月经不调，是由于青春期卵巢发育尚未成熟，同时，青春期少女处于生理与心理的急剧变化期，情绪多变，加之学习紧张，社会竞争激烈，可能出现排卵障碍，造成青春期月经不调。

小希妈妈：张医生说你这边有很多好的中医方法，具体要怎么调理呢？

小杏：月经不调之月经先期与气虚和血热有关；而月经后期与肾虚、血虚、血寒等有关。常见于两种情况：①气血两虚。月经提前或推迟，月经量增加或减少，且经期延长，经血颜色较淡，质地稀薄。患者可出现腹部疼痛、头晕眼花、疲倦、面色不佳，面色苍白。②血寒型。经期延后，经量较少，颜色暗淡，有血块。我们要根据个人情况采取相适宜的中医护理方法。

小杏支招

妙招一：艾灸疗法

【操作方法】将艾条放入艾灸盒，点燃后置于关元、气海等穴位上方，每次灸15~20分钟，每日1~2次。艾灸疗法在上午和中午施行效果更好，期间避免受凉。

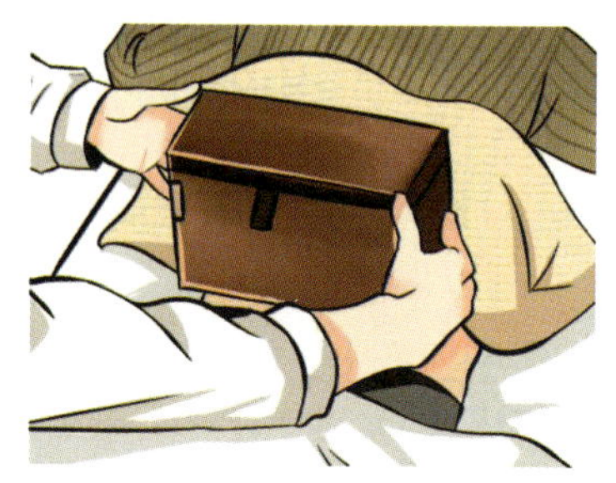

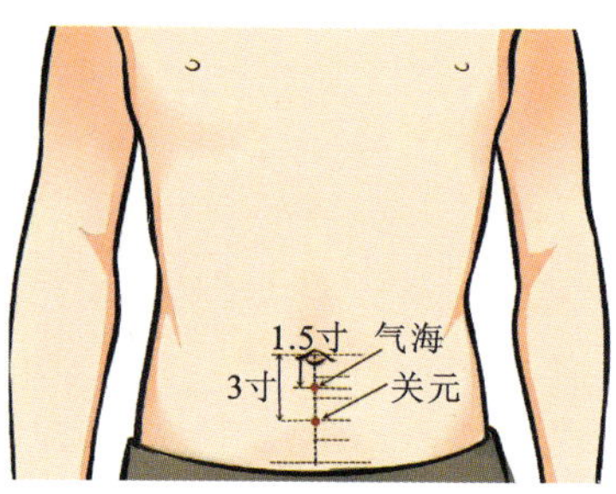

妙招二：热熨法

【操作方法】取菟丝子、肉桂、附子、大青盐等药物研磨成细小颗粒并装入布袋，加热。先在腰部、骶尾部的皮肤上涂一层薄薄的凡士林，手持热熨包于皮肤上来回推熨。用力均匀，开始时力度轻，速度稍快，以能耐受为宜；随着热熨包温度的降低，力量增大，速度减慢。温度过低时更换热熨包，每次做 15~30 分钟，每日 1~2 次。

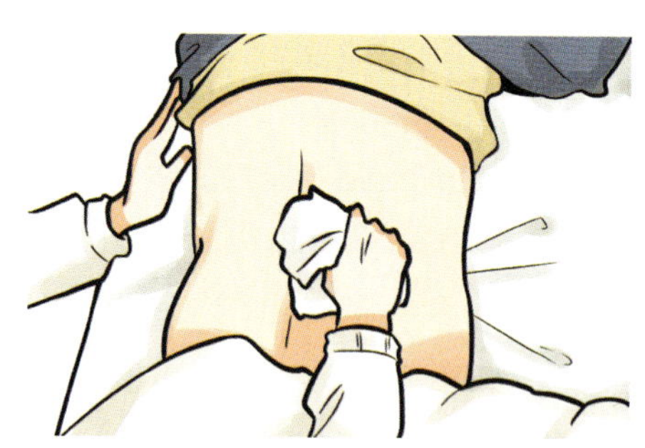

【注意事项】治疗期间避免受凉，多吃温热食物。

妙招三：刮痧疗法

【操作方法】用表面光滑的硬物器具蘸清水、白酒或食用油，先刮拭腰背部肝俞穴至肾俞穴，再刮腹部气海、关元穴，由上而下反复刮拭，以出痧为度，一般刮 20~30 分钟，待痧痕退去再次刮拭。一般需要坚持 3 个月经周期。

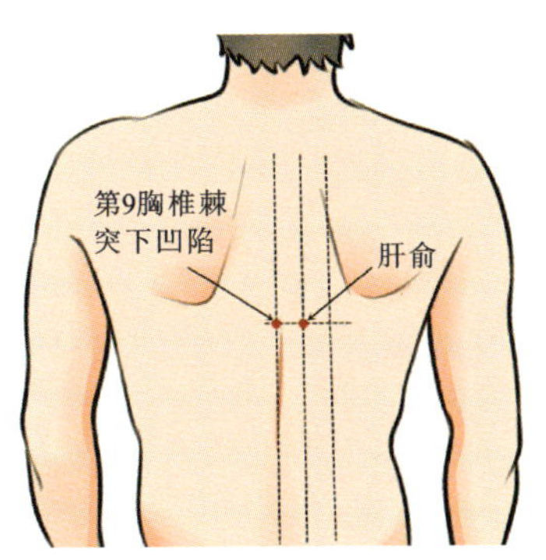

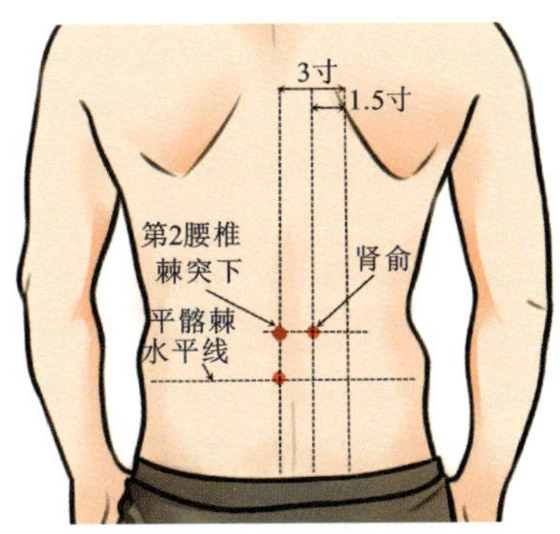

小杏食谱

1. 黄精山药乌鸡

【原　　料】鸡腿 4 个，山药、黄精各 10 克，大枣 3 颗，盐、味精各适量。

【制　　作】将鸡腿洗净、切块，放入沸水中，汆去血水；山药去皮，洗净，切小块；将鸡腿、黄精、大枣放入锅中，倒入适量水，煮开，转小火煮 20 分钟，加入山药煮 10 分钟后，加盐、味精调味。

【用　　法】月经来潮前 1 周，隔日食用 1 次。

【功　　效】缓解压力，健脾养胃，强筋活血，补虚补肾。

2. 黑木耳大枣汤

【原　　料】黑木耳 50 克，大枣 20 个，红糖 50 克。

【制　　作】先将黑木耳用温水泡发，剪去蒂部洗净后与大枣一起炖烂，放入红糖后再煮 10 分钟左右。

【用　　法】月经来潮前 1 周食用，每日 1~2 次。

【功　　效】调经，健脾养胃，活血补血。适宜于月经后期患者。

3. 桑椹蜂蜜饮

【原　　料】桑椹、蜂蜜各适量。

【制　　作】将桑椹用水煎汁，文火熬成膏，饮服时加入蜂蜜拌匀后食用。

【用　　法】每次 10~15 克，每日 2~3 次。

【功　　效】滋补强壮，养心益智。适宜于阴血亏虚所致的月经不调、闭经等患者。

小杏叮嘱

(1) 在经期不要着凉，少吃或不吃冰冻饮品，防止寒气、湿气滞留，造成血液循环不畅。

(2) 学会释放压力，调节好自己的情绪。

(3) 经期避免劳累，不要进行剧烈运动或负重。

(4) 注意饮食的均衡搭配，过度节食、减肥也会导致月经不调。可多吃蔬菜、水果及富含纤维的食物。

(5) 如有性生活史的月经不调，则要排除是否怀孕。

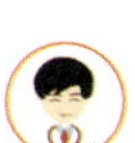

专家提醒

(1)青春期月经不调的诊断必须详细询问患者病史，同时对患者进行相关的体检和辅助检查，重点明确出血的模式、确定有无排卵、排除器质性病变所致的出血。

(2)因情绪、压力所致的月经不调，可遵医嘱服用逍遥丸。

第九节 鼻出血

正在写作业的小刚突然发现有血滴在本子上，原来是他流鼻血了，对此他感到非常害怕，旁边的同学也赶紧围过来给他支招。

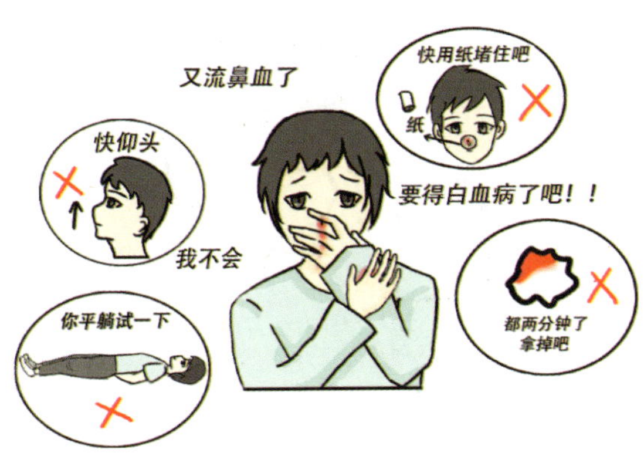

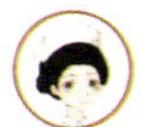

小杏答疑

小刚：为什么我总是流鼻血呢？

小杏：青少年流鼻血的原因有很多，首先，青少年的血液循环比较快，鼻腔毛细血管比较脆弱，容易发生渗血。同时也会受气候、饮食的影响，导致鼻黏膜干燥、糜烂，诱发出血。

小刚：鼻出血了，我该怎么办呢？

小杏：若鼻出血量较小，可以用冷水拍额头或双手示指紧捏鼻翼进行压迫止血；若出血量较大，就需要及时就医。

小刚：有什么方法预防和处理鼻出血呢？

小杏：有的，我给您介绍几种吧。

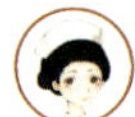

小杏支招

妙招一：海盐水喷鼻

【操作方法】 对于鼻腔干燥，经常感觉鼻塞、呼吸不畅的青少年，采用海盐水喷鼻是不错的选择，它能够有效湿润鼻腔，缓解鼻塞，预防鼻出血。

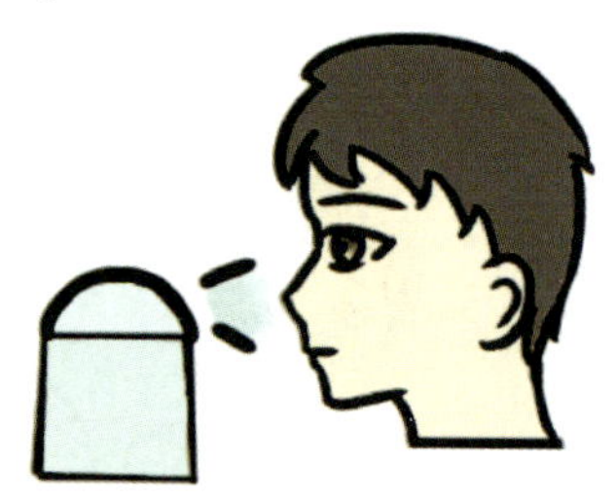

海盐水

妙招二：指压止血法

【操作方法】 身体稍前倾，用拇指和示指压住双侧鼻翼，张口呼吸，持续 3~5 分钟，一般少量的鼻血可以止住。

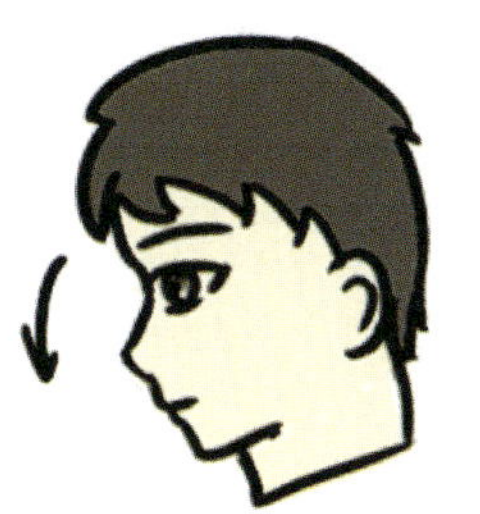

前倾

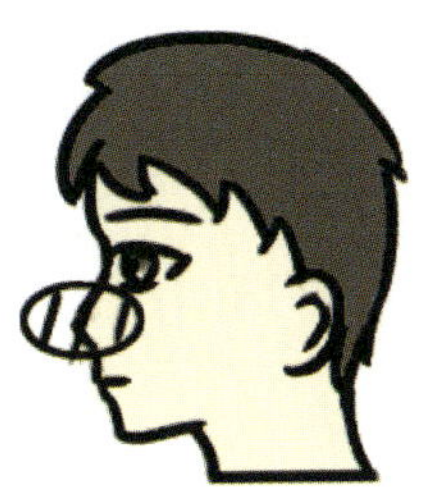

指压3~5分钟

妙招三：冰袋冷敷法

【操作方法】用冰袋冷敷前额、颈部，也可用冷饮代替，如果有冰贴，也可冷敷在鼻腔局部。

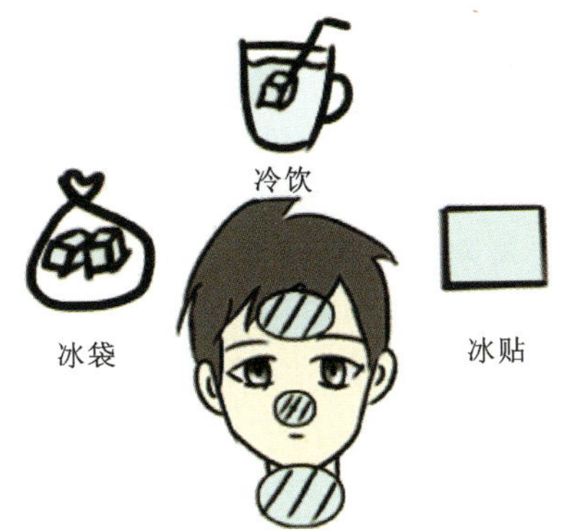

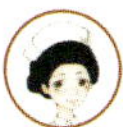

小杏食谱

1. 鸡冠花鸡蛋汤

【原　　料】白鸡冠花 3 朵，鸡蛋 2 个。

【制　作】把白鸡冠花洗净，入锅，加水煮 10 分钟，熄火后打入鸡蛋，快速搅拌成蛋花。

【用　法】常温饮用。

【功　效】清热泻火，凉血止血。

2. 绿豆芽香菇汤

【原　料】绿豆芽 15 克，香菇 5 个。

【制　作】将香菇泡软，切成细丝，然后和洗干净的绿豆芽一起放入锅中，再加入适量清水，煮熟。

【用　法】常温饮用。

【功　效】清热泻火，平补气血。

3. 藕丝百合汤

【原　料】莲藕 100 克，百合 50 克，冰糖适量。

【制　作】将莲藕、百合洗净切丝，入冷水中，武火烧开，文火煎熬成汁，加入冰糖适量。

【用　法】常温饮用，每日 1 次，分两次服用。

【功　效】清热祛火，祛除秋燥。

小杏叮嘱

关于鼻出血，我们还要注意以下几点。

(1) 流鼻血时不要仰头或平躺，以免造成呼吸不畅或肠胃不适。

(2) 流鼻血时不能塞纸巾止血，以免引起细菌感染。

(3) 塞药棉止血需要 20 分钟左右，不能过早拿走，以免再次出血。

(4) 多吃新鲜的蔬菜、水果，多喝水，少吃炸煎肥腻之品，必要时可服用维生素 C。

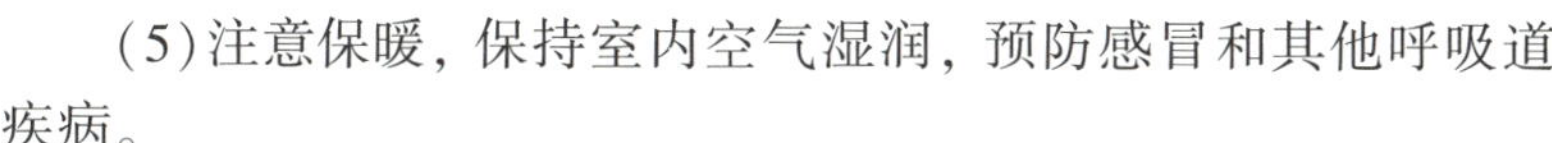
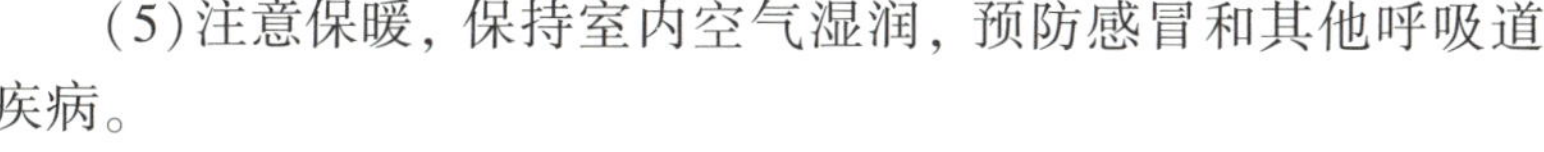

（5）注意保暖，保持室内空气湿润，预防感冒和其他呼吸道疾病。

（6）养成良好的生活习惯，不要抠挖鼻孔，若经常出现无诱因流鼻血的情况，一定要及时去医院检查。

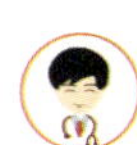

专家提醒

（1）如果鼻腔反复出血或者出血量较大时，一定要及时就医，查找出血原因。

（2）在治疗上，生理因素引起的鼻出血与疾病因素导致的鼻出血有较大的区别，不可自行盲目诊断。

第十节　过敏性鼻炎

一天前，高一学生小雅和同学一起去植物园赏花，1 小时后小雅出现眼睛发痒、鼻痒，还流清涕。晚上症状进一步加重，除眼睛发痒、鼻痒流涕外，喷嚏不断、鼻塞，影响睡眠。

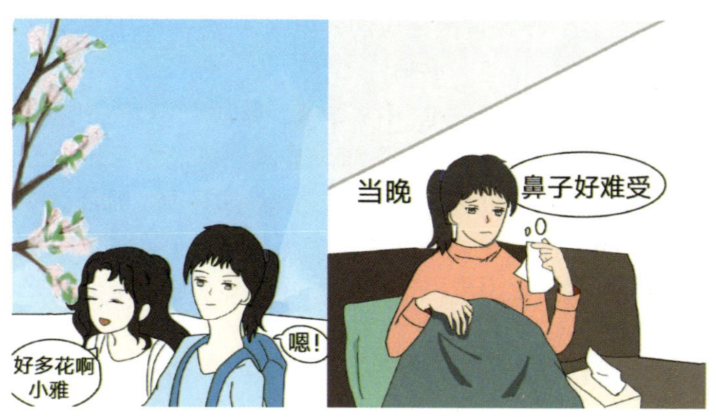

第 2 天到医院就诊，医生诊断为过敏性鼻炎，医生为小雅开了抗组胺药和复方鹅不食草滴鼻液，嘱护士小杏指导小雅正确使用滴鼻液。

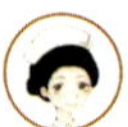

小杏答疑

小雅：小杏，你能告诉我过敏性鼻炎到底是怎么回事吗?

小杏：过敏性鼻炎主要以鼻塞、鼻痒、打喷嚏、流涕为临床表现，分为常年性过敏性鼻炎和季节性过敏性鼻炎两类。季节性过敏性鼻炎多在春秋两季发生，秋季为多，通常由花粉、柳絮等引起，亦叫作花粉症，多与室外环境有关。

小雅：我还是不明白为什么我会患过敏性鼻炎呢?

小杏：引起过敏性鼻炎的原因有很多，现代医学认为，过敏性鼻炎主要是由体质因素或与过敏原接触所致，常与遗传因素有关。家中常见的过敏原包括宠物毛发、昆虫、霉菌、螨虫等，户外的一些花粉、树脂等亦是常见的过敏原。空气中的一些芳香烃、甲醛等，也是常见的引起过敏性鼻炎的刺激物。另外，现代研究证实，不规律的生活习惯如熬夜、睡眠不足等会导致体内免疫功能的紊乱，使血清中引起过敏反应的组胺、免疫球蛋白(IgE)升高，容易导致过敏反应的发生。

小雅：过敏性鼻炎严重吗?

小杏：过敏性鼻炎患者因为鼻塞，鼻通气不好，嗅觉迟钝，久之会出现呼吸困难、头晕、头痛。过敏性鼻炎本身不会导致生命危险，但患有过敏性鼻炎的患者，因长期鼻塞、流涕、喷嚏频作，轻者影响生活质量，导致注意力不集中，个人形象受损，经济负担增加，严重者出现阻塞性睡眠呼吸障碍，给生活带来诸多不便和困扰。

小雅：过敏性鼻炎可以治愈吗?

小杏：过敏性鼻炎常见且难以根治，主要与其诱发机制较为多样有关，除人体遗传因素外，日常生活工作期间气候变化、环境污染、并发症等都可能引起过敏性鼻炎。

小雅：医生给我开的滴鼻液的主要作用是什么呢？

小杏：复方鹅不食草滴鼻液具有通窍止涕等作用，主要用于过敏性鼻炎。

小雅：那滴鼻液应该怎样正确使用呢？

小杏：滴鼻前清洗双手，头后仰，对准鼻孔，瓶口不要接触鼻黏膜，每次 2~3 滴，每日 3~4 次。滴后保持头后仰 1 分钟。

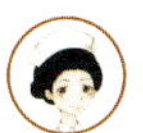

小杏支招

妙招一：中药涂搽

【操作方法】 取苍耳子 15 克、香油 50 毫升。准备平底锅，放入苍耳子，开小火，炒干。把炒干后的苍耳子用锤子捶破。在平底锅中倒入 50 毫升香油，待香油烧热后，放入捶破后的苍耳子。开小火，煎炸，用锅铲轻轻翻动。一直到苍耳子颜色变黑。把苍耳子渣捞出，待煎炸出的油放凉后，倒入小瓶子中备用。需要用的时候，用棉签蘸上苍耳子油，抹到鼻孔里。

妙招二：穴位贴敷

【操作方法】 取肺俞、脾俞、肾俞等穴位。以细辛、甘遂、延胡索、白芥子为主药，用生姜汁调和。用温水清洁或用乙醇棉球擦净穴位处皮肤，然后将上述调和药物敷于上面，用纱布覆盖，胶布固定。每 1~3 日换药 1 次。

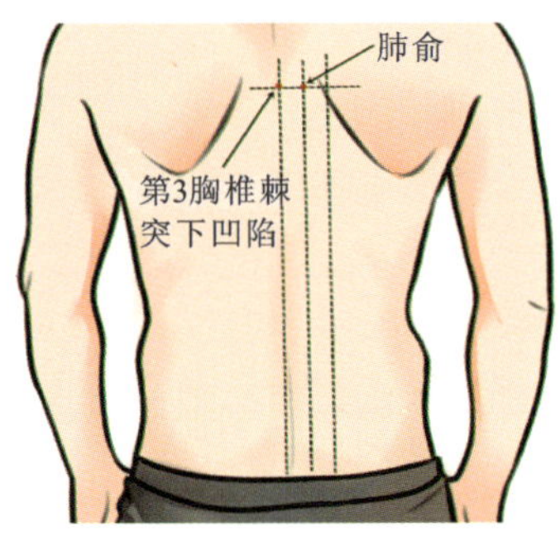

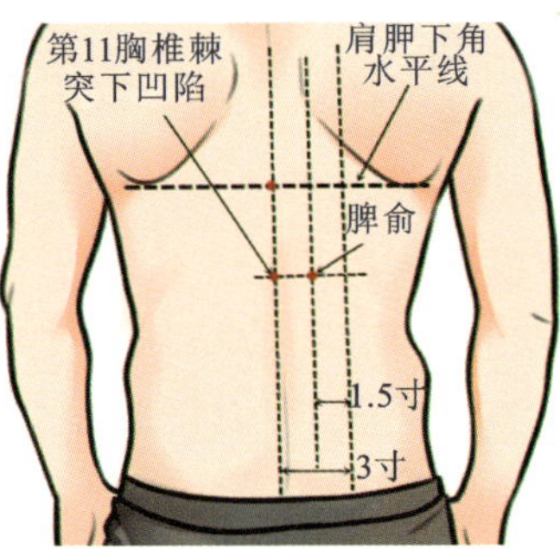

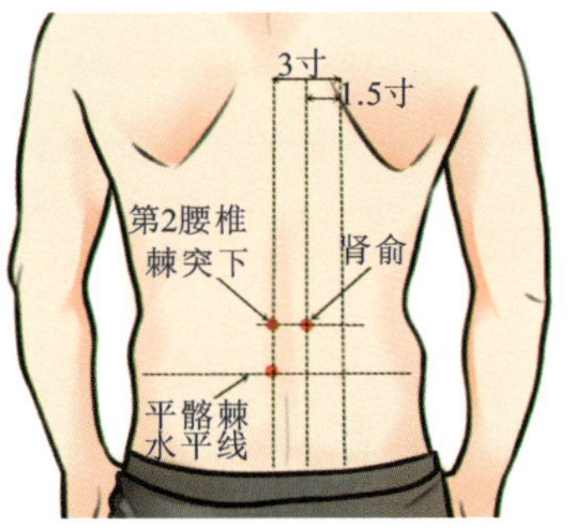

妙招三：鼻部推拿

【操作方法】

（1）拉抹印堂穴：双手手指先以打圈形式揉搓鼻头、鼻尖4次，再从鼻翼两侧拉抹至眉头；双手四指交替拉抹印堂穴，共4次。

（2）提拉鼻梁：双手从太阳穴滑回鼻部，四指交替提拉整个鼻梁部，共4次。

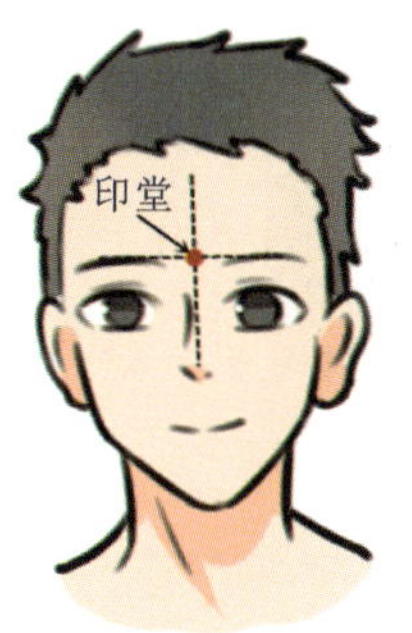

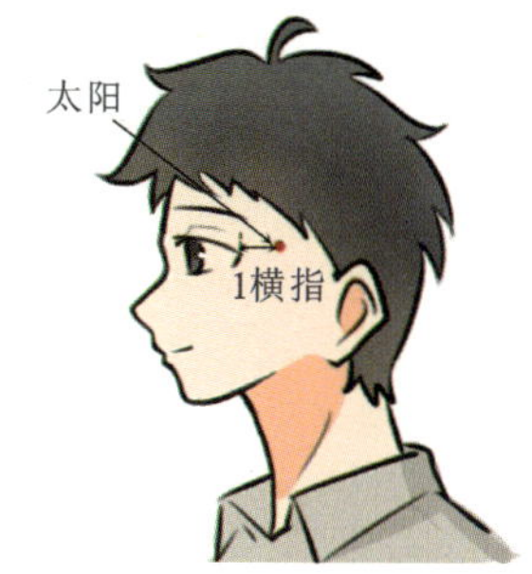

【注意事项】 应选择一个安静的地方，取平卧位，全身放松，呼吸平顺。在进行鼻部推拿前，先将双手掌用力搓热。

妙招四：刮痧疗法

【操作方法】

部位：手臂掌面外侧至拇指外侧、手臂背面外侧至示指外侧、脊柱两侧。

暴露刮痧部位，刮痧者手持刮具，蘸取植物油或清水，在选定的部位，从上至下、由内向外朝单一方向反复刮动，力度以被刮痧者能耐受为宜。刮动数次后，感觉涩滞时，需蘸植物油再刮，一般刮10~20次，至皮肤出现紫红色斑点或斑块为止。刮背时，应在脊柱两侧，沿肋间隙呈弧线由内向外刮，每次刮痕8~10条，每条长6~15厘米。刮痧时间一般为20分钟左右，或以被刮痧者能耐受为度。刮痧间隔时间一般为3~6日，或以痧痕消退为准，3~5次为1个疗程。

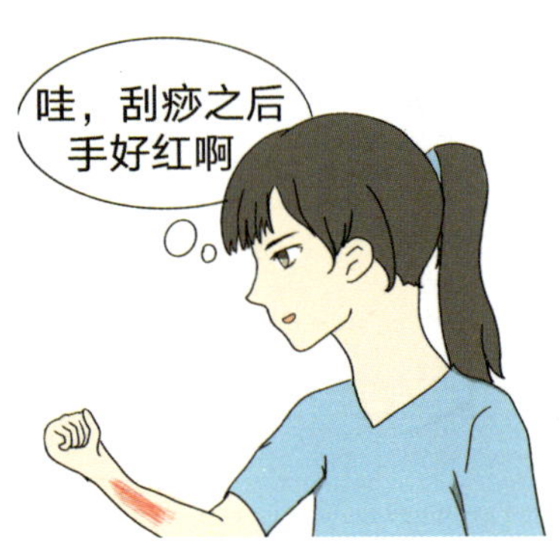

【注意事项】如果有出血性疾病，比如血小板减少症者，无论头部还是其他部位都不宜刮痧。操作时，室内应保持空气流通，注意避免风寒。刮痧工具必须边缘光滑，没有破损。不出痧或出痧少的部位不可强求出痧，禁用暴力。如果被刮痧者出现面色苍白、出冷汗等，应立即停刮，必要时送往医院。刮具应清洁消毒后使用。

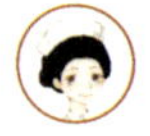

小杏食谱

1. 玉屏风粳米粥

【原　　料】防风 6 克，黄芪 10 克，白术 10 克，粳米 50 克。

【制　　作】先将中药分两次煎煮，每次煮沸后小火煎 20 分钟，合并两次药汁约 1000 毫升，加入粳米煮粥食服。

【用　　法】温热服用。

【功　　效】温肺补气，和营固表，疏风通窍。适宜于稳定期的过敏性鼻炎患者。

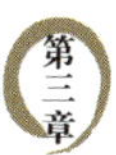

2. 梅防甘草汤

【原　　料】乌梅 3 个，防风 10 克，甘草 10 克，五味子 5 克，白糖适量。

【制　　作】将乌梅、防风、甘草、五味子洗净，入煲加适量水，武火煎沸后改文火煮 20 分钟，然后滤渣取汁，加入白糖即成。

【用　　法】早晚各服 1 次。

【功　　效】疏风散邪，益气软肺。适宜于过敏性鼻炎患者，尤以预防为主。

3. 葛根乌梅饮

【原　　料】葛根 20 克，乌梅 5 个。

【制　　作】将葛根、乌梅放入锅中，煮沸。

【用　　法】不拘时频服。

【功　　效】解表发汗，敛肺生津。

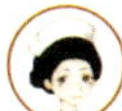

小杏叮嘱

(1)饮食宜清淡，忌食辛辣油腻或寒凉生冷的食物，避免接触或食用过敏的食物，多吃富含维生素 A、维生素 C 的食物，如柑橘、柠檬、葡萄、菠菜、大白菜、小白菜、白萝卜和胡萝卜等。戒烟限酒。

(2)做好保暖工作，避免寒冷刺激引发过敏性鼻炎。

(3)远离过敏原或者避免接触过敏原。

(4)起居作息规律。昼夜节律紊乱会导致人体激素分泌的紊乱，造成外周血中免疫因子与免疫介质的升高，从而容易诱发过敏反应。中医学认为，良好的睡眠是调整人体阴阳、气血平衡的重要途径，因此中医主张保证足够的睡眠时间和良好的睡眠质量，使气血、阴阳平衡，以增强自身正气，抵御外邪的入侵，从而减少过敏性鼻炎的发生。

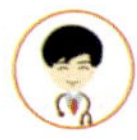

专家提醒

(1)诱发过敏性鼻炎的原因有很多，除遗传因素外，主要与接触过敏原有关。因此，日常生活中应注意避免与宠物毛发、花粉、甲醛等过敏原接触。

(2)患者应加强身体锻炼，形成良好的生活习惯，保持心情愉快，正确认识过敏性鼻炎。若患了过敏性鼻炎应及时就诊，积极治疗。

(3)中医外治法治疗鼻炎具有见效快、不良反应小、治疗过程可控等优势。近年来，过敏性鼻炎的中医治法也呈现多元化、多样性的发展趋势，临床实践中应结合患者辨证结果和体质类型使用，方能取得最佳效果。

第十一节　麦粒肿

“哈哈哈，小凯，你是不是看了什么不该看的，眼睛都肿成这样了！”小凯顶着像被蚊子蜇了一样红肿的右眼，面红耳赤地说：“别笑了，只是长了麦粒肿！”

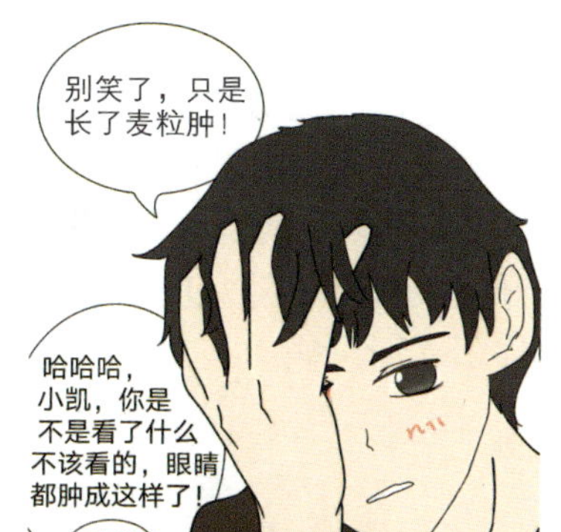

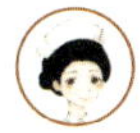

小杏答疑

小凯：这是怎么回事啊？

小杏：麦粒肿，中医叫“针眼”，俗称“挑针”，是一种常见的眼睑腺体及睫毛毛囊的急性化脓性炎症，多发于青少年及儿童。初起时有痒痛感且逐渐加剧，接着眼睑局部红肿，有胀痛或眨眼时疼痛，伴压痛。严重时上睑或下睑弥漫性红肿，并伴有畏寒、发热等全身症状。

小凯：我这个病严重吗？

小杏：小凯，你不要太紧张。一般来说，这个局部形成的硬结 3~5 日后会逐渐软化，在睫毛根部形成黄色脓头，积脓穿破后，红肿、疼痛随之消退，就会逐渐愈合。只要积极治疗、注意休息，过几日就好了。

小凯：我怎么会得这种病呢？

小杏：麦粒肿的发病与几个原因有关。①不注意眼部卫生，用不干净的手、毛巾等擦眼，细菌直接侵入。②患有睑缘炎、沙眼、慢性结膜炎或过度用眼以及有近视、远视、散光等眼部疾病时，没有及时配镜矫正，眼睛疲劳时容易发病。③抵抗力下降。人在过度疲劳、精神压力过大、营养不良、睡眠不足或患有糖尿病等情况下，身体的抵抗力弱，病菌就会趁虚而入，引起眼部的感染。④油脂分泌旺盛的体质，喜食肉类、肥腻、油炸、烧烤及辛辣食物等易致腺体阻塞而发病。

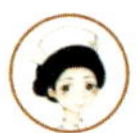

小杏支招

妙招一：中药熏蒸

【操作方法】 将当归 5 克、桃仁 5 克、川芎 10 克、牡丹皮 10 克、夏枯草 5 克、远志 5 克放入锅中，加水 500~600 毫升，烧开后文火煎 15~20 分钟，煎成浓剂，倒入可以保温的小口径容器或熏眼仪中，患眼对准容器口或熏眼仪喷雾口熏蒸 15~20 分钟，使药温保持在 50~70℃，每日 1 次。

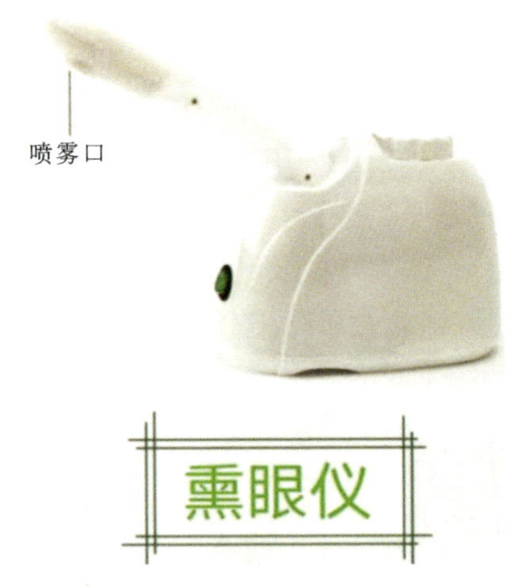

熏眼仪

妙招二：中药外敷

【操作方法】

方法一：将鲜蒲公英 20 克洗净、捣烂，并隔一层纱布敷于患处，避免误入眼睛。每日 1~2 次，每次 20~30 分钟，5 日为 1 个疗程。

方法二：取适量如意金黄散，以 0.9%氯化钠溶液调成糊状，用纱布隔垫外敷患眼。每日 1 次，每次 15~20 分钟。注意敷药时须闭眼，以免药粉掉入眼内损伤结膜、角膜。治疗初起麦粒肿未成脓者效果明显。

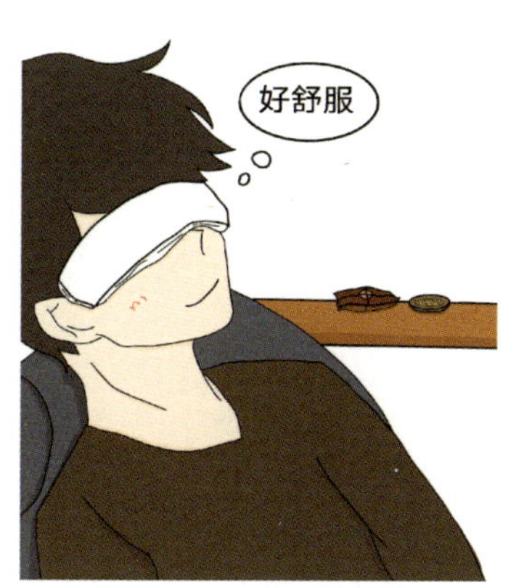

妙招三：艾灸疗法

【操作方法】将艾条一端点燃后对准后溪穴，距离皮肤 2~3 厘米，左眼患麦粒肿时灸右后溪穴，右眼患麦粒肿时灸左后溪穴，每次灸 10~15 分钟，每日 1~2 次。

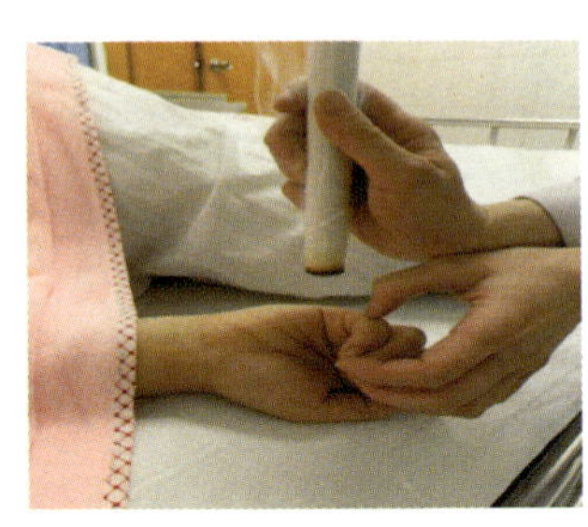

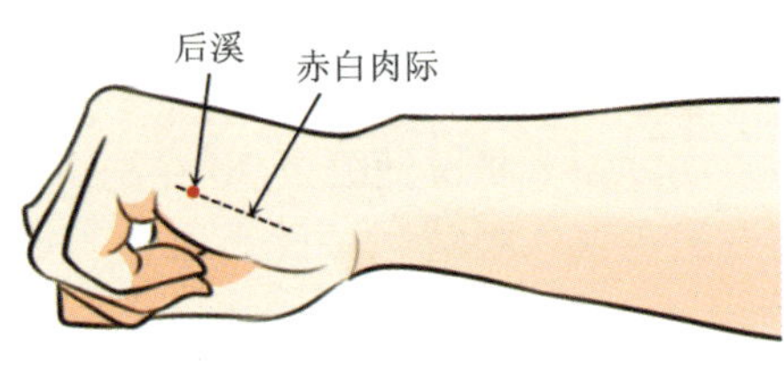

小杏食谱

1. 金银花茶

【原　　料】金银花 10 克，水 1000 毫升。

【制　　作】将金银花洗净，放入水中煮沸，再用文火煎煮 10～15 分钟。

【用　　法】分次服用，代茶饮。

【功　　效】清热解毒，消散痈肿。

2. 菊花茶

【原　　料】干菊花 4～5 朵，冰糖适量。

【制　　作】将干菊花放入杯中，加入冰糖，用沸水冲泡 3～5 分钟即可。

【用　　法】每日 2 次，稍温饮用。

【功　　效】祛风清热，清肝明目。

3. 决明粥

【原　　料】石决明 25 克，决明子 10 克，白菊花 15 克，粳米 100 克，冰糖适量。

【制　　作】先将石决明炒至出香味起锅，再将白菊花、决明子、石决明入砂锅煎汁去渣，粳米洗净后与药汁一同煮成稀粥，加入冰糖即可。

【用　　法】每日2次，稍温服食。

【功　　效】平肝清热，清肝明目。

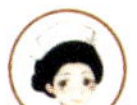

小杏叮嘱

（1）养成良好的生活习惯，慎起居，适寒暑，怡情志，劳逸结合，避免熬夜和过度疲劳。

（2）注意饮食卫生，合理饮食，禁食辛辣刺激、肥甘厚腻等聚湿生痰之品。

（3）切忌挤压排脓，否则可造成脓毒扩散，甚至出现危重症。

（4）脓肿已形成脓点时应到医院切开排脓；如自行破溃，可用干棉签轻轻拭去脓液。

（5）注意眼睑局部卫生，切勿用手或不清洁物品揉拭眼睛。夏季做好防蚊虫叮咬措施，防止蚊虫叮咬。

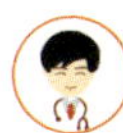

专家提醒

注意此病的重症，若出现眼睑高度红肿、临近球结膜水肿，耳前或颌下淋巴结肿大、压痛，或伴畏寒、发热等全身症状时需要立即到医院治疗。

第十二节　疖

小月最近非常苦恼，因为学校马上就要文艺演出了，但自己的脸上却长出来两个很明显的疖，于是她决定去找小杏护士帮忙。

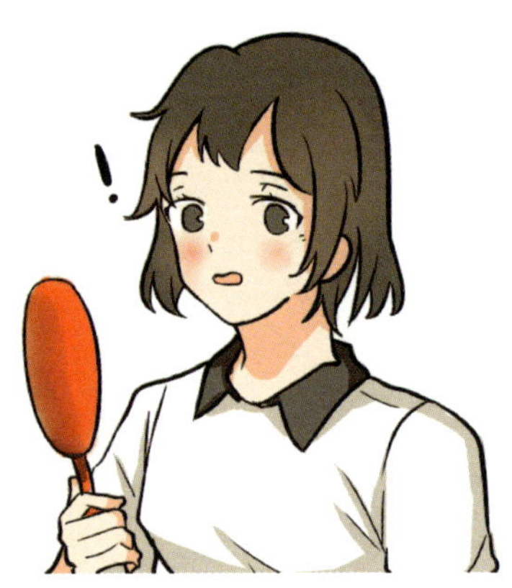

小杏答疑

小月：我最近长了两个好大的疖，怎么办呀？

小杏：你别担心，疖现在还是早期阶段。疖一般生在肌肤的浅表部位，主要表现为皮肤上出现红肿的小硬结伴有触痛，易脓、易溃、易敛。

小月：为什么我会长疖呢？

小杏：疖的发生与皮肤擦伤、卫生不良、细菌感染、机体抵抗力差、喜食辛辣刺激性食物或患有免疫缺陷性疾病等有关。

小月：那有什么缓解的办法吗？

小杏：当然有，我给你推荐几个妙招吧！

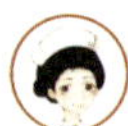

小杏支招

妙招一：中药湿敷

【操作方法】

方法一：两花湿敷。取用金银花、野菊花各 30 克，红花 10

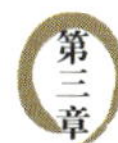

克，生石膏、寒水石各 60 克，加水 1000～2000 毫升，烧开后再煎 15 分钟，以纱布浸湿后敷于患处，每日 2 次，连续 5～7 日，水温以 40～50℃为宜。

方法二：藿香正气水湿敷。首先用温水将患处清洗干净，然后用 0.9%氯化钠溶液清洁消毒，接着用纱布蘸取适量的藿香正气水进行局部湿敷，每日湿敷 3～4 次，每次 15～30 分钟，连续用 3～5 日会有明显的治疗效果。

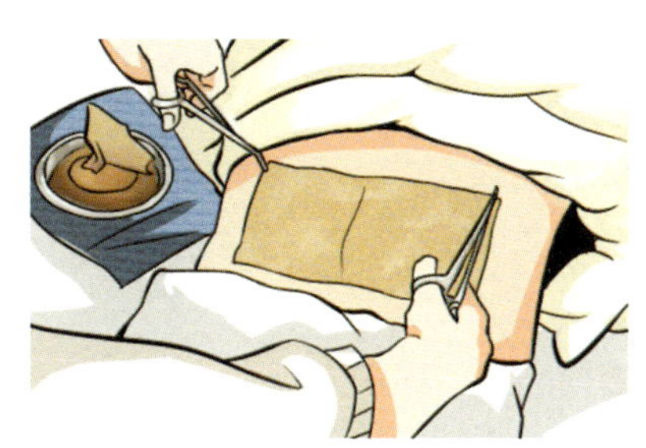

妙招二：中药外敷

【操作方法】鲜草药外敷：将鲜蒲公英、鲜野菊花或鲜紫花地丁洗净后捣烂敷于患处，每日 1～2 次，每次 20～30 分钟，敷 3～5 日。

妙招三：火针联合拔罐

【操作方法】对于熟透的疖（有脓点或波动感），可在疖肿的局部用 75%的乙醇消毒 2 次，将针在火上烧红后于病变部位速刺疾出，再在病变部位上拔罐，利用负压快速、及时地引流脓腔内的渗液及脓血，最后擦净流出的脓血，再次用乙醇消毒。

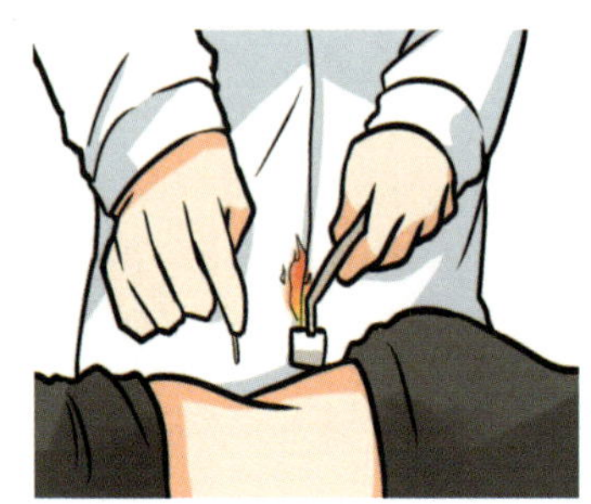

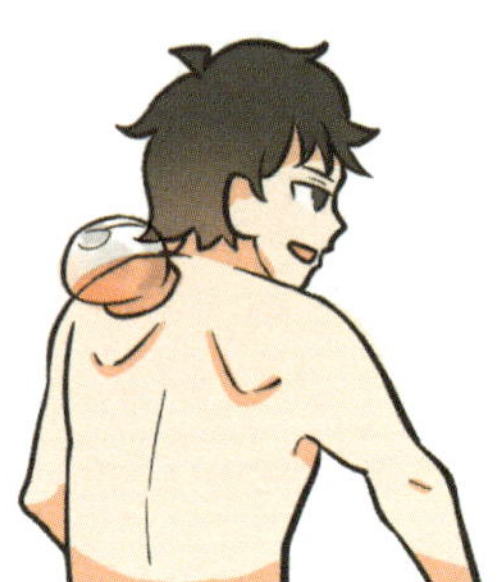

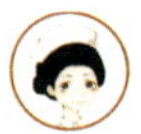

小杏食谱

1. 冬瓜苡仁汤

【原　　料】冬瓜（不去皮）500～600 克，薏苡仁 50～100 克。

【制　　作】将冬瓜洗净、切块，薏苡仁淘净，并用清水浸泡 1 个晚上；将冬瓜、薏苡仁同放入一锅内，加适量水煎汤。煎煮 40 分钟左右，调味即可。

【用　　法】代茶饮用。

【功　　效】清热，解暑，利尿，除湿。

2. 淡竹叶茶

【原　　料】淡竹叶适量。

【制　　作】将淡竹叶洗净后用沸水冲泡，或加水煮沸即可。

【用　　法】代茶饮用。

【功　　效】清热泻火，除烦利尿。

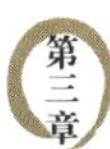

3. 夏桑菊颗粒

【原　料】夏桑菊颗粒。
【用　法】口服，每次 1~2 袋(10~20 克)，每日 3 次。
【功　效】清肝明目，疏风散热，除湿痹，解疮毒。

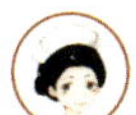
小杏叮嘱

(1)保持室内空气流通、凉爽，避免在阳光下暴晒。

(2)注意劳逸适度，加强营养，合理饮食，保持大便通畅。夏秋季节多饮水或清凉饮料，忌辛辣助热生火之品。

(3)注意个人卫生，勤洗澡，勤理发，勤修剪指甲，勤换衣服。

(4)保持平和心态，学会自我调适情志，避免急躁情绪，减轻生活压力。

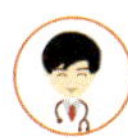
专家提醒

(1)危险三角区的疖要特别重视，忌用手挤压、搔抓、碰撞、挑剔，以防向深部和周围蔓延扩大，扩散入血液循环而引起败血症、毒血症等感染。

(2)疖肿以局部治疗为主，初起可用热敷、超短波、红外线等理疗，也可外用莫匹罗星软膏。有全身症状的疖应给予抗生素治疗，并加强营养，可辨证使用中药治疗。

第十三节　扭伤

浩浩与同学在篮球公园打球，浩浩在快速三步上篮落地时因被撞击失去重心摔倒在地，一瞬间伴随明显的疼痛……浩浩坐在地上，抱着自己扭伤的脚踝。医生诊断为踝关节扭伤，为其开具了云南白药喷雾，并推荐他去中医护理门诊咨询脚踝扭伤的居家康复方法。

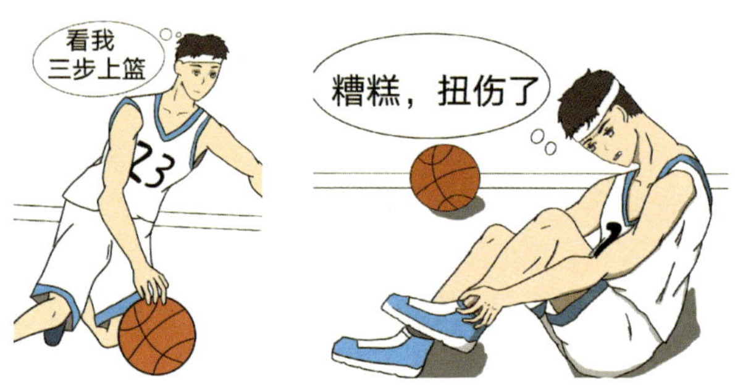

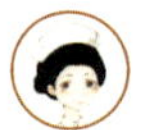

小杏答疑

浩浩：我感觉脚踝红、肿、痛，是怎么回事啊？

小杏：急性踝关节扭伤是常见的运动损伤之一，在传统中医学中属于筋伤范畴，多因外伤所致，主要表现为关节局部的红肿、痛。

浩浩：筋伤是什么意思啊？

小杏：筋伤相当于西医学中的软组织损伤，是骨伤科最常见的疾病。根据暴力形式分类，筋伤可分为扭伤、挫伤和碾挫伤。

浩浩：那我应该是属于扭伤吧？

小杏：是的。扭伤多由足踝部受力骤然失衡，导致踝关节过度内翻或外翻。外力作用是导致踝关节扭伤的主要原因。

浩浩：扭伤严重吗？怎样才能尽快恢复？

小杏：脚踝扭伤后，常伴有踝关节疼痛、肿胀、行动受限等临床症状。扭伤后导致气血阻塞于经脉内，筋骨关节不利。骨错

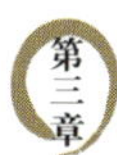

缝、筋出槽是本病主要的病因病机，辨证多属气滞血瘀证，故可用活血化瘀、理气消肿止痛等简单的中医护理方法促进脚踝康复。

浩浩：扭伤后我及时进行了冰敷，后续我应该如何调理？

小杏：你做得对，扭伤24小时内要选择冷敷。对于急性踝关节扭伤，首先要注意不要带伤活动；其次，可以应用一些中医外治方法促进消肿止痛和局部康复，如中药喷剂、酒醋热疗、中药熏洗、中医食疗等方法。

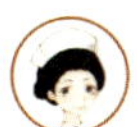

小杏支招

妙招一：中药喷剂

【操作方法】 喷射云南白药气雾剂保险液：将保险液振摇，云南白药气雾剂喷嘴离皮肤5～10厘米，喷射时间限制在3～5秒。间隔3分钟后，再喷云南白药气雾剂。

【注意事项】 ①云南白药气雾剂保险液应在伤后24小时内使用，24小时后只用云南白药气雾剂；②云南白药气雾剂喷涂创面时，应以覆盖创面为宜；③皮肤黏膜破溃、化脓，或对乙醇、云南白药过敏者及孕妇禁用。

妙招二：酒醋热疗

【操作方法】 准备食醋、乙醇适量，喷雾器1个，毛巾1条，火柴1盒。将食醋倒入小盆，放入毛巾，毛巾湿透后对折敷在患处，并将适量乙醇均匀地淋洒在毛巾上，然后用火柴点燃毛巾上的乙醇。烧至患处发热、发烫时，再用装有食醋的喷雾器将醋喷洒在火焰上，熄灭火焰。待患者不觉得热时，再重复上述方法约10次。每日早晚各治疗1次。

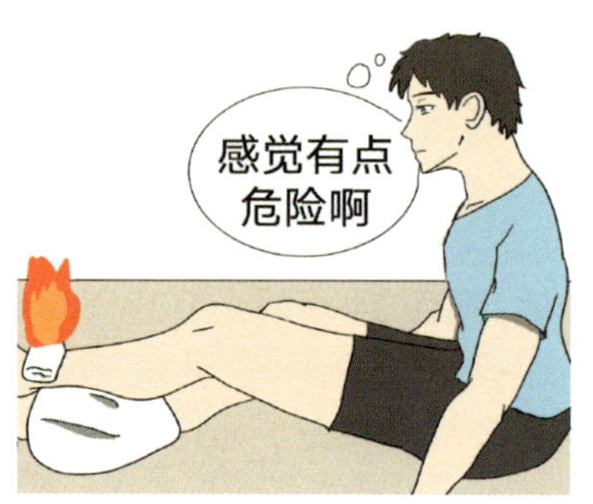

【注意事项】①酒醋热疗仅适宜于闭合性软组织损伤，若扭伤并伴有擦伤时，须等伤口愈合后再进行治疗；②在扭伤24小时后开始治疗，燃烧到患者感到发烫时熄灭火焰；③淋洒时乙醇应均匀、适量，并注意不要洒到皮肤上，以免烧伤；④乙醇要放在平稳安全的地方，以免失火；⑤采用酒醋热疗后，可配合按摩治疗效果更好。

妙招三：中药熏洗

【操作方法】选取当归30克、红花15克，加水2000毫升，浸泡30分钟后，武火煎煮沸，再文火煎煮20分钟。将处理好的药液转移至木桶中。患者将脚踝置于其上并覆盖毛巾进行熏蒸，当药液温度降低至患者能够耐受后，患者可将脚踝完全置于木桶药液中进行熏洗，熏洗结束后再缓慢对脚踝部位进行按摩。每日早晚各熏洗1次。

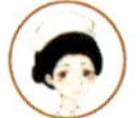

小杏食谱

1. 田七炖猪瘦肉

【原　　料】田七2克，猪瘦肉100克，大枣3~5颗，盐适量。

【制　　作】将田七打碎，猪瘦肉用水洗干净备用。砂煲中加入适量水，猛火煲至水煮开；再放入田七、猪瘦肉、大枣和盐，改用慢火继续煲约3个小时。最后加入盐调味即可。

【用　　法】每日分1~3次饮用。

【功　　效】散瘀消肿，活血化瘀，行气止痛。

2. 当归猪肾

【原　　料】当归(酒洗)9克，补骨脂(酒炒)6克，杜仲(酒炒、断丝)6克，地骨皮(酒洗)3克，猪肾1对。

【制　　作】4味药物共研末，将猪肾切开纳药末，扎紧、蒸熟。

【用　　法】直接服食。

【功　　效】补血活血，补肝肾，强筋骨。

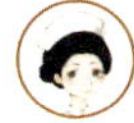

小杏叮嘱

(1)扭伤患者卧床时间相对较长，应注意进行功能锻炼。

(2)保持心情愉悦，情绪稳定，减轻患者焦虑、烦躁情绪。

(3)多饮水，多食高蛋白、富含维生素的食物，促进扭伤愈合、缩短病程，均衡的膳食有助于疾病的康复。

(4)遵循循序渐进的原则，根据患者病情和耐受情况制订锻炼计划，以促进患肢血液循环，消肿止痛。

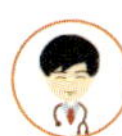

专家提醒

(1)中医学认为，踝关节扭伤时，皮脉经筋遭受损伤，以致局部经络气血受损、血不循经，溢于脉外，积于皮下，而致气滞血瘀，经络不通，出现肿胀、疼痛、青紫、行走活动不便等症状。

(2)活血化瘀类中药对急性软组织损伤有着独特的效果，可抑制炎症反应，缓解肌肉痉挛，从而达到活血化瘀、消肿止痛的目的。

第十四节　脚气

比赛后，小李和同学回到宿舍洗澡，小李刚脱鞋，同学满脸不满，捏着鼻子催促小李说："快去洗脚，一股酸臭味。"

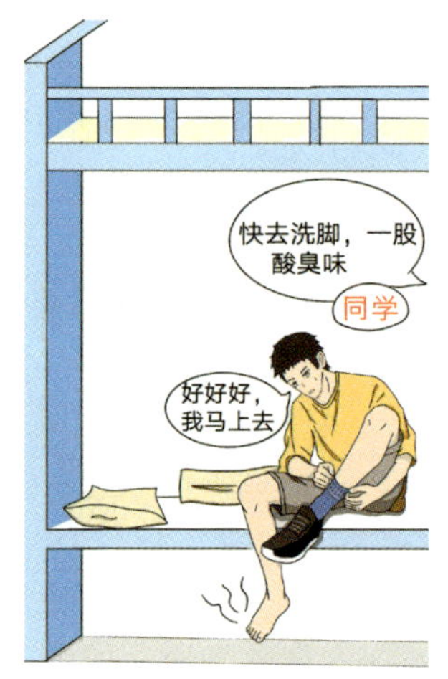

"妈，快带我去看病，我同学嘲笑我脚臭，而且我还感觉好痒。"回到家的小李抱怨说。于是妈妈带他去看了医生，医生诊断是脚气，开了药让他回家治疗，但妈妈心里有许多困惑，于是找到护士小杏进行咨询。

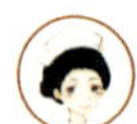 **小杏答疑**

李妈妈：脚气病是一种什么病啊？

小杏：李妈妈，脚气病是维生素 B_1 缺乏症，又称硫胺素缺乏

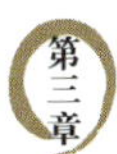

症，表现为乏力、头痛、肌肉酸痛、食欲减退、恶心、呕吐等。您儿子得的不是脚气病而是脚气。

李妈妈：哦，那脚气是一种什么病啊？

小杏：脚气，俗称香港脚，是指足部的真菌感染，即足癣。常发生在足趾间、足跟、足跖、足部侧缘等部位，水疱、脱屑伴瘙痒是常见症状，病情较重者可出现糜烂、渗液并发细菌感染。

李妈妈：为什么会得脚气呢？

小杏：脚气的真菌是可以传播的，当与脚气患者共用生活用品时，易感体质的人就可能会感染脚气。同时，这种真菌可以感染到身体其他部位而出现手癣、体癣等情况。

李妈妈：这种情况发生多吗？

小杏：青春期青少年代谢旺盛，患脚气很常见，全球自然人群发病率在10%以上，欧洲平均发病率约为14%，其他大部分地区的发病率为18%~39%，并易复发，但脚气经过积极正确的治疗是可以根治的。中医有一些比较简便的方法治疗脚气，下面我给您介绍几种方法。

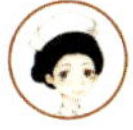

小杏支招

妙招一：中药足浴

【操作方法】

（1）角化型：白凤仙花30克，皂角刺30克，花椒15克任选一种，放入半斤醋，浸泡1日，于每晚临睡前泡脚20分钟，连续治疗7日，对角化型有良效。

（2）水疱型：苦参、白藓皮、马齿苋、车前草各30克，苍术、黄柏各15克，每日煎洗1~2次，对水疱型脚气或有感染时应用有良好效果。

（3）糜烂型：枯矾、黄柏、五倍子、乌贼骨任选一种，研末备用，洗净脚后撒于患处，适宜于糜烂型脚气。

妙招二：艾灸疗法

【操作方法】 首先洗净双脚，再将艾条折成 2~3 段，每段的长度约为 5 厘米，引燃置于小盘中，将双足放在小盘上方，距离适中，每次灸 20~30 分钟，连续施灸 5~7 日。

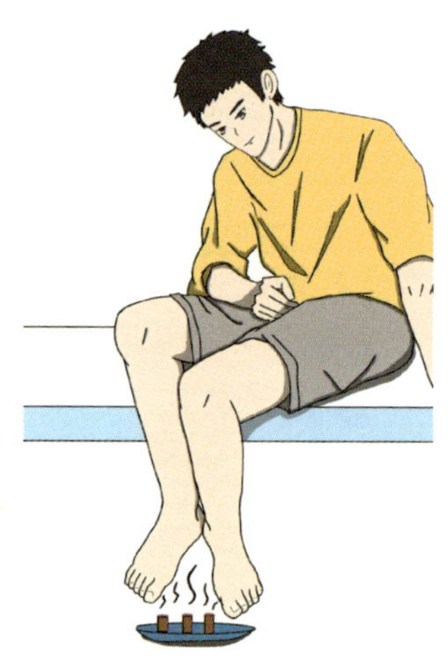

妙招三：中药涂擦

【操作方法】

（1）白醋治脚气：用棉球浸白醋涂患部，既止痒又杀菌，虽有轻微脱皮，但涂 1 次白醋一般可半个月不患脚气。

（2）大蒜治脚气：生大蒜头两颗，去皮后放入半斤醋内泡 3 日，再用大蒜头擦患处，每日 3 次，连用 7~10 日。

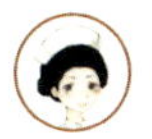

小杏食谱

1. 冬瓜赤小豆

【原　　料】冬瓜 1 个，赤小豆 130 克，糖水适量。

【制　　作】将冬瓜切盖、去内瓤，装入赤小豆，放糖水中煨熟后食用。

【用　　法】每晚 1 次。

【功　　效】渗湿利水。适宜于脚气、脚肿等患者。

2. 皮骨黄豆

【原　　料】黄豆 100 克，陈皮 3 克，羊脚骨 150 克，调味品适量。

【制　　作】将黄豆、陈皮与羊脚骨用水炖烂，加入调味品。

【用　　法】随餐食用。

【功　　效】温阳，燥湿，止痒。

小杏叮嘱

治疗脚气并不难，治好后需要做好预防，否则很容易复发。日常我们需做到以下几点。

(1) 注意个人卫生，穿透气的鞋子，并勤换鞋子与袜子。

(2) 少抓挠脚，勤洗手，洗脚后记得擦干脚趾缝，保持脚的清洁干燥。

(3) 做好公共卫生，做到一人一盆一毛巾，不与他人共用拖鞋、毛巾等物品。

(4) 平时多吃富含维生素 B 的食物，如芦笋、猪瘦肉、蛋花、绿叶蔬菜等。

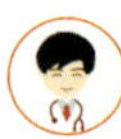

专家提醒

脚气是一种常见的真菌感染性皮肤病，常因生活起居不慎、久居湿热地区、趾缝潮湿、脚汗多而感染，但由于病原菌、卫生状况和体质的差异，临床表现也会不同，在选择治疗方案时应充分考虑手足癣的临床类型、严重程度、合并疾病及患者依从性等因素，所以居家评估难免会出现偏差，导致选择不合适的治疗方法，影响疗效。

第十五节　痔疮

妈妈见小敏最近考试压力大，特意做了几道他爱吃的菜：锅巴回锅肉、辣子鸡、羊肉火锅。几日后，小敏迟迟未解大便。此时，他肚子胀胀的，想去蹲个厕所。他脸色通红，额头渗出了密密麻麻的汗。终于，他解出几粒带血的粪便。

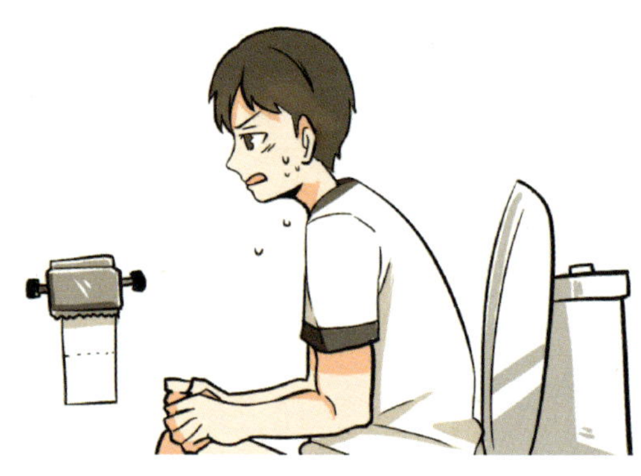

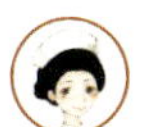

小杏答疑

小敏：我最近便秘，解出的大便带血，还偶尔肛周瘙痒，是痔疮吗？

小杏：便血、便秘、肛周潮湿瘙痒都是痔疮主要的临床症状，有些人还会有痔核脱出、肛门肿痛的表现。痔疮是直肠末端黏膜下及肛管皮肤下的静脉丛发生扩张和屈曲而形成的一个或多个柔软静脉团，男女老幼均可发病。根据病灶所处部位不同，分为内痔、外痔和混合痔。

小敏：是什么原因导致痔疮的呢？

小杏：引起痔疮的原因有很多，主要有以下 4 个方面因素。

(1)解剖学因素：人在站立或坐着时，肛门直肠位于下部，静脉向上回流受到阻碍；直肠静脉及其分支缺乏静脉瓣，血液不易回流，容易淤积。

(2)饮食因素：饮食过多过饱，或食用肥腻、辛辣、炙煿之品，容易生湿积热，湿热下注肛门。

(3)职业因素：久站或久坐影响静脉回流，或习惯性便秘压迫或刺激静脉，瘀血浊气结滞不散。

(4)情志因素：郁怒、忧伤，久郁化火，脏腑气机失调，生湿生热，湿热下注肛门。

你这次出现痔疮，饮食不当是一个主要原因。

小敏：年轻人患痔疮的是不是比较少？

小杏：俗话说，“十人九痔”，痔疮男女老幼均可发病，随着年龄增长其发病率有所提高。

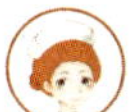

小杏妙招

妙招一：中药坐浴

【操作方法】三黄汤加味的药物：黄连 30 克、黄柏 30 克、乳香15克、没药15克、五倍子15克、苦参30克、朴硝20克、荆芥15克、防风15克、延胡索15克。以上诸药与水煎成1000毫升汤汁，去渣，将药液倒入盆内，置于熏洗架中，患者坐于熏洗架上，先熏洗，待药液降温后，坐浴于药液中，约15分钟后用毛巾蘸洗患部，每日2次，5日为1个疗程。

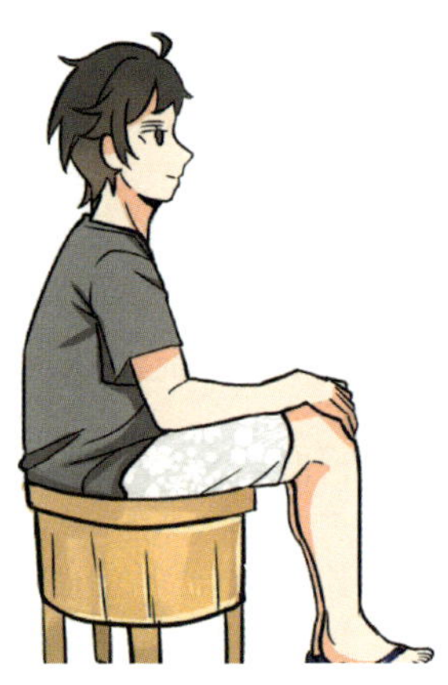

妙招二：艾灸疗法

【操作方法】 患者取俯卧位，双脚稍分开，将点燃的艾条悬于长强穴之上，距离皮肤2~3厘米，灸10~20分钟，灸至皮肤温热红晕为度。

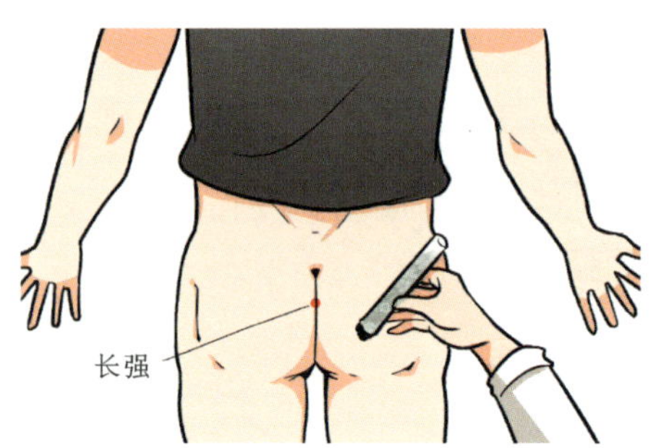

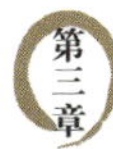

【注意事项】防止艾灰掉落，避免烫伤皮肤。

妙招三：提肛运动

【操作方法】人平躺，双膝弯曲。吸气时收缩并上提肛门，保持 3 秒，呼气时将肛门缓慢放松，一收一放为 1 次，每日晨起及睡前各做 1 遍，每遍做 20~30 次。

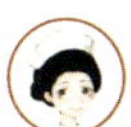

小杏食谱

1. 阿胶红糖糯米粥

【原　　料】阿胶 3 克，糯米 60 克，红糖 40 克。

【制　　作】先将阿胶捣碎，待糯米煮熟时加入阿胶及红糖，搅拌均匀后再煮 3 分钟。

【用　　法】每日服用 1 次，5 日为 1 个疗程。

【功　　效】滋阴补虚，活血消肿。

2. 槐花蜂蜜茶

【原　　料】槐花 30 克，蜂蜜 200 克。

【制　　作】将槐花捣碎成细末，加入蜂蜜调匀。

【用　　法】每次一汤勺，每日 3 次，以温水冲服。

【功　　效】健胃益气，润肠通便，凉血止血。

小杏叮嘱

(1)保持肛门清洁卫生，手纸、内裤清洁柔软。

(2)养成定时排便的习惯。

(3)改变不良的生活习惯，避免增加腹压，避免久站、久坐、长时间蹲厕及长期负重远行。

(4)注意饮食调养，避免辛辣、香燥之品。多吃蔬菜、粗粮等富含纤维素的食物，多食瓜果，多饮水，常服蜂蜜、牛奶，忌辛辣食品，戒烟酒。

(5)凡是能引起腹压增加的疾病，均应及时治疗，如痢疾、腹泻等。

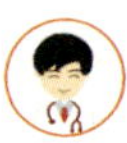

专家提醒

痔疮所致的便血的主要特征是在排便前或排便后出血，颜色鲜红，有时大便表面附有少量血液，或将手纸染红，有时会有血丝，有时会出现喷射性血液，便后出血可自行停止。上消化道出血一般是随粪便排出到肛门外，而且血液往往和粪便相混，血的颜色一般是暗红色，并且会伴有黏液以及血块。因此，当青少年出现黑便、粪便表面鲜血增多时应及时就医，查明病因，以免耽误病情。

第十六节　抑郁症

在高三第二次模拟考试中，小强没有考出自己的水平，考得比之前差很多。他总觉得自己已经付出了最大努力，但成绩却差

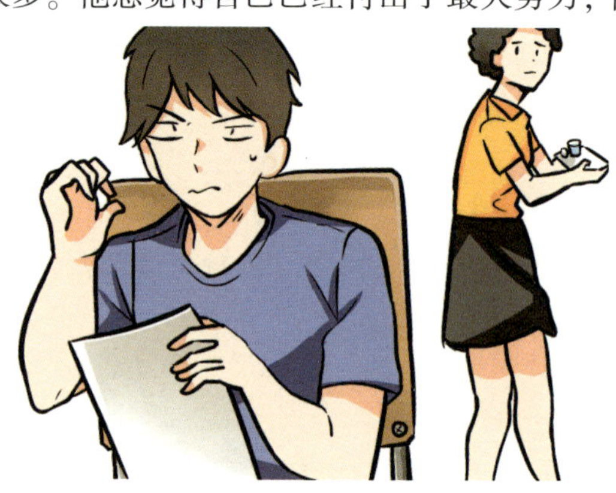

强人意，在后面的学习中也表现得力不从心。考试一次次的失利让本就内向的小强越发沉默不语、情绪低落，总是没精打采。

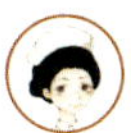

小杏答疑

小强妈妈：我儿子被诊断为抑郁症，这是什么病啊？

小杏：抑郁症是青少年常见的一种精神心理疾病，是以显著而持久的情绪低落、活动能力减退、思维与认知功能迟缓为主要特征的一类心境障碍。青少年常表现为情绪低落或易激惹、兴趣丧失、食欲下降、体重减轻，但女性患者更容易表现为食欲、体重增加的症状。

小强妈妈：这个病的患病率高吗？

小杏：近年来，患有抑郁症的青少年逐渐增多，调查显示，青少年人群患抑郁症的概率为4%~8%，在成长后期达20%，并且易发生自伤行为。同时，青少年患抑郁症存在一定的性别差异，女孩比男孩更易患抑郁症，比例约为3∶1。

小强妈妈：为什么我儿子会患抑郁症呢？

小杏：抑郁症的发生受到多种因素的影响，包括遗传、环境、饮食、药物、疾病等。

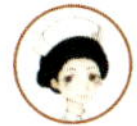

小杏支招

妙招一：穴位按摩

【操作方法】 取坐位，用双手示指指腹从印堂穴依次分揉至两太阳穴，反复操作3分钟；用示指按顺时针方向按揉睛明、印堂、太阳、头维、百会穴，手法由轻到重，由浅到深，再由重到轻，由深到浅，每个穴位按揉5分钟。

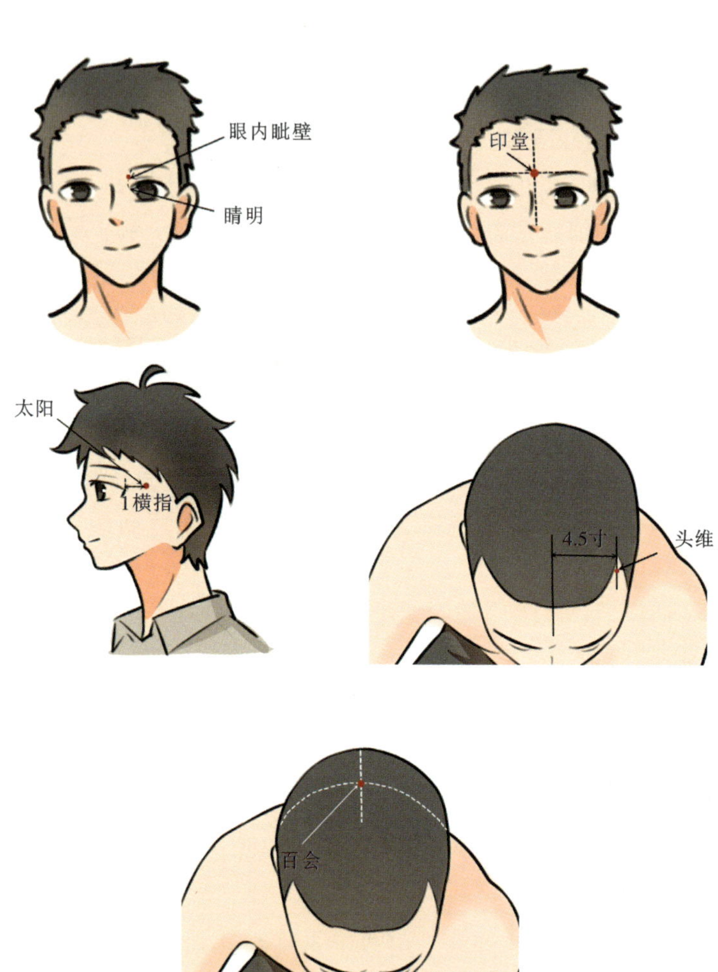

妙招二：情志调理

【操作方法】顺情从欲：倾听患者内心的需求，顺从其意念、情绪，尽可能地满足患者的内心需求，疏解其内心被压抑的情绪、意志，使患者神志怡悦舒畅。

妙招三：五行音乐疗法

【操作方法】 常听柔和、欢快的音乐，如中医五行养生音乐《紫竹调》《胡笳十八拍》《阳春白雪》《平湖秋月》等。听音乐的时间不宜太长，以30~60分钟为宜，音量不宜过大，以45~70分贝为宜，每日1次。可选择睡前聆听，辅助改善睡眠质量，提高疗效。

妙招四：静坐疗法

【操作方法】 每日清晨选择空气新鲜的地方，在坐位处放置柔软的坐垫，盘腿端坐，两手仰掌，左掌安放在右掌上面，两拇指指腹相对靠，放在脐下盘腿之上，双眼轻闭，以鼻呼吸，默数自己的呼吸，气定神闲，静坐10~15分钟为宜。

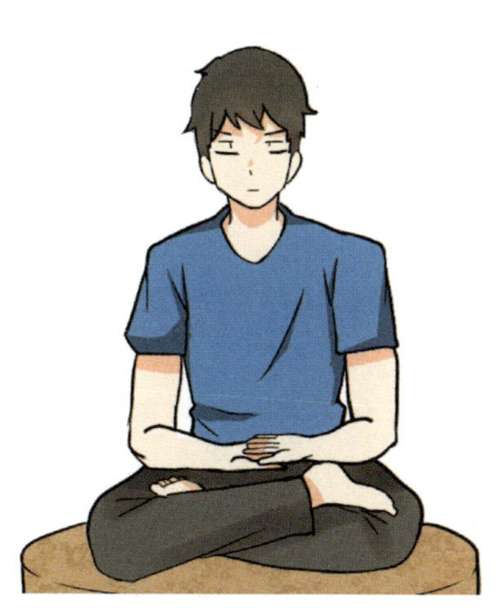

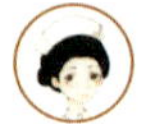

小杏食谱

1. 养心安神粥

【原　料】莲子、龙眼肉、百合各 20 克，大米 150 克。

【制　作】将莲子、龙眼肉、百合、大米洗净，加水适量后同煮成粥。

【用　法】每晚 1 次。

【功　效】养心安神。适宜于抑郁症、失眠等患者。

2. 百合枣仁汤

【原　料】百合 50 克，酸枣仁 15 克。

【制　作】将百合用清水浸泡 24 小时，酸枣仁水煎去渣取汁，加入百合煮熟。

【用　法】每日 2 次。

【功　效】清心安神。适宜于抑郁症、心悸、失眠多梦、烦躁不安、神经衰弱患者。

3. 首乌桑椹粥

【原　料】何首乌 20 克，合欢皮、女贞子、桑椹各 15 克，小米 150 克。

【制　作】将所有药物加水煎煮，去渣取药汁 300 毫升，再与小米粥同煮 5 分钟后即可。

【用　法】每日 2 次。

【功　效】滋补肝肾。对抑郁失眠、心悸怔忡、失眠多梦、烦躁不安、神经衰弱等患者有很好的疗效。

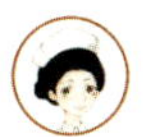

小杏叮嘱

(1)积极参加户外锻炼，增强体质，保持心情舒畅。

(2)积极配合治疗，保证充足的睡眠和饮食。

(3)提供一个安全、舒适的环境，避免周围环境影响青少年成长。

(4)家长须正确评估青少年的承受力，以免其心理压力过重。

(5)家长须保管好锐利的物品，以防青少年自残、自伤。

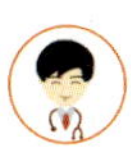

专家提醒

抑郁症不是我们通常经历坏心情时的情绪低落，而是一种精神心理疾病，存在躯体、心理及社会等问题，在家中进行自我评估很容易出现偏差，因此，必要时找医生进行系统的检查。中医护理技术需辨证选取才能发挥好的效果。如果采取上述干预措施仍不见效，请前往正规医疗机构进行准确评估后再进行干预治疗。

第十七节　焦虑症

老师正在布置作业，说："小明，明天你负责上台演讲下节课的 PPT，你可以先准备一下。"小明顿时惊慌，直冒冷汗，心跳加快，面色发红，心里想着，怎么办啊，怎么办啊！腿还不自觉地抖动。晚上睡觉翻来覆去，一直想着作业的事。

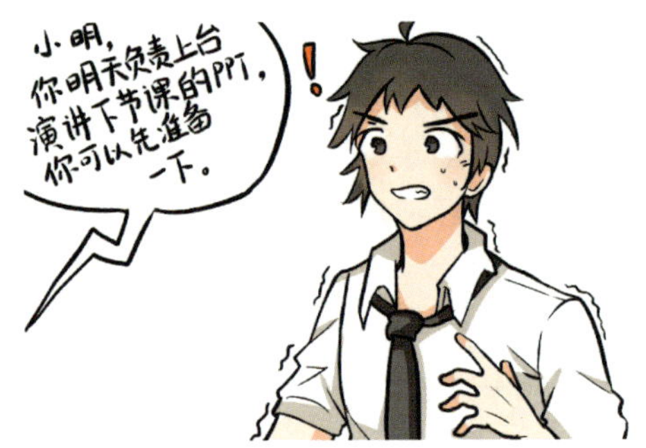

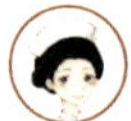

小杏答疑

小明妈妈：医生说小明是焦虑症，这是什么情况？

小杏：焦虑症是一种以躯体和精神焦虑为特点的精神障碍，常伴有头昏、胸闷、心悸等症状。焦虑障碍是儿童、青少年常见的精神疾病之一，大龄青少年和成年人的回顾性研究指出，儿童青少年焦虑障碍的终身患病率为 8%~27%。

小明妈妈：为什么小明会患焦虑症呢？

小杏：焦虑症的病因较复杂，发病机制不明确，主要与遗传、环境、心理素质、行为习惯、神经质人格等密切相关。

小明妈妈：焦虑症如果没有及时处理，有什么影响吗？

小杏：焦虑症如果不积极干预会产生许多不良的后果，比如性格缺陷、逃学厌学、家庭关系恶化，甚至出现自杀。

小明妈妈：中医有什么简单有效的方法来缓解焦虑症吗？

小杏：有的，有些简单、易学、居家可做的方法，现在给您介绍。

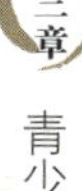

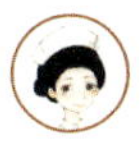

小杏支招

妙招一：静心安神保健操

静心安神
保健操

【操作方法】 跟随音乐对以下部位进行按揉。

(1)搓耳朵：用拇指和示指夹住耳郭，从上往下，由里向外搓，反复多次即可。

(2 揉太阳穴：用示指、中指指腹按揉太阳穴，先顺时针揉，从“一”默念到“八”后逆时针揉，反复多次。

(3)搓印堂穴：用拇指指侧腹从鼻根部向上搓至额前头发生长处,反复多次即可。

(4)揉风池穴：用示指、中指、无名指三指指腹揉，先顺时针揉，再逆时针揉，重复多次即可。

(5)按内关穴：用拇指指腹多次按揉即可。

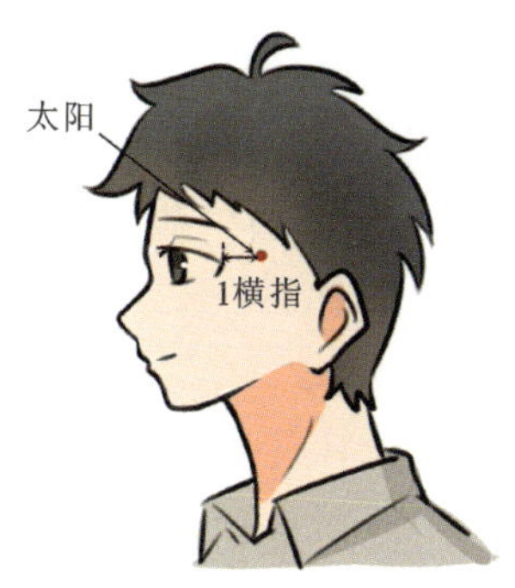

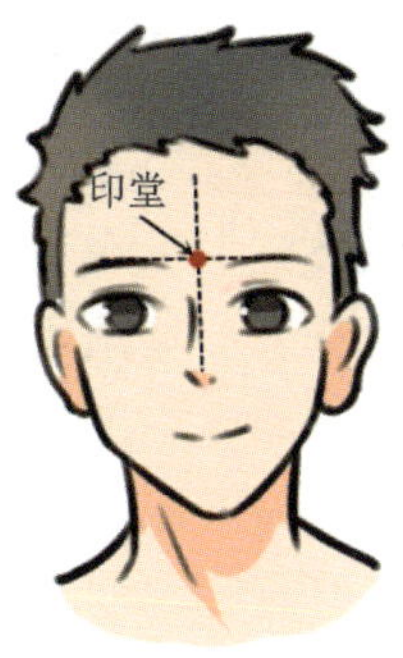

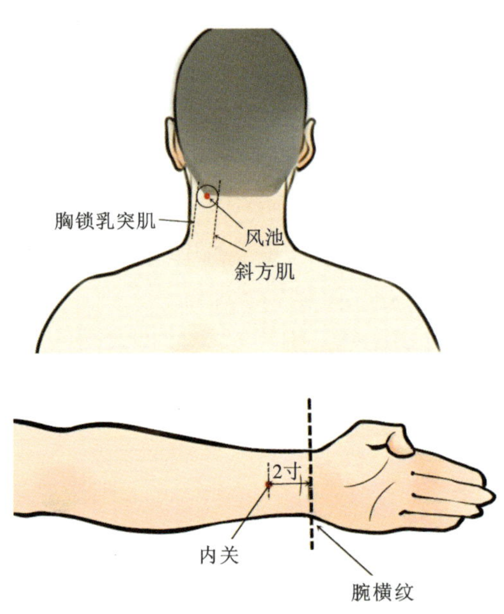

妙招二：五行音乐疗法

【操作方法】 五行音乐对不同程度的焦虑都有缓解效果，但须根据具体症状及其喜好选取合适的曲目。例如，失眠多梦、烦躁易怒等患者，宜选用角调阴韵，如《碧叶烟云》；神志抑郁、肢体麻木等患者，宜选用角调阳韵，如《玄天暖风》；心悸不安、形寒肢冷、胸闷气短等患者，宜选用徵调阳韵，如《荷花映月》；语声低微、神疲忧悲等患者，宜选用商调阳韵，如《晚霞钟鼓》。每日 2~3 次，每次至少 30 分钟。

妙招三：中药足浴

【操作方法】 取磁石 60 克、菊花 20 克、黄芩 15 克、首乌藤

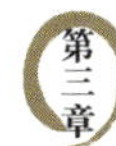

30克，加水4000毫升左右烧开，再煎15分钟，待药液温度凉至45℃方可泡脚。每日1次，连续5~7日。

妙招四：松静练气法

【操作方法】取右侧卧位，头稍向前。右手自然屈肘放于枕前，手心向上，左手自然放在大腿上，手心向下，或放于丹田处，手心按腹。右腿自然伸直或略屈，左腿屈膝120°放在另一腿上面。用鼻深吸一口气，使气充满全身，然后经口缓缓呼出。呼气的同时，意念从头至脚渐渐松静下来。如此反复，放松情绪，促进入睡。

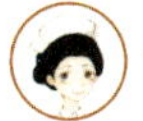

小杏食谱

1. 加味甘麦大枣羹

【原　　料】甘草10克，小麦500克，大枣（去核）60克，百合100克，鸡蛋1个。

【制　　作】将甘草煎汁，大枣、百合切碎，鸡蛋打散。甘草汁煮沸后加入小麦、大枣、百合煮30分钟，倒入鸡蛋，煮沸后即可。

【用　　法】佐餐食用。

【功　　效】补气，养血，安神。适宜于精神疾病患者。

2. 酸枣仁粥

【原　　料】酸枣仁15克，粳米100克。

【制　　作】将酸枣仁磨成粉末，用粳米煮粥，熟后下酸枣仁末再煮10分钟。

【用　　法】饭后服。

【功　效】宁心安神。适宜于心悸、失眠、多梦、心烦患者。

3. 茯苓山药莲子粥

【原　料】茯苓 25 克，山药 50 克，莲子 25 克，猪瘦肉末 50 克，粳米 200 克。

【制　作】将茯苓、山药、莲子洗净，加水 1500 毫升煮粥，后加入猪瘦肉末，熬煮 5 分钟左右即可。

【用　法】佐餐食用。

【功　效】益气健脾，养心安神。

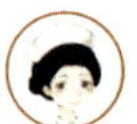

小杏叮嘱

（1）保持良好的家庭氛围，家属避免争吵、抱怨，家长应改变与孩子的相处方式，不要给孩子增加压力，帮助孩子建立积极的心态。

（2）家属、亲人、朋友应督促患者按时服药，并且和学校取得联系，鼓励患者多参加集体活动。

（3）规律作息，睡前不要看惊恐、爆笑的节目。增强运动，提高机体免疫力。

（4）三餐按时，荤素搭配，营养均衡。避免饮用咖啡、浓茶和酒类等，避免吸烟。睡前不暴饮暴食，不吃不容易消化的食物。

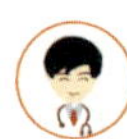

专家提醒

焦虑症是常见的精神疾病，青少年焦虑情绪与家庭因素、教育因素、个性特质、认知因素及其应对方式密切相关，在治疗焦虑症时须结合与焦虑症有关的各种因素才能提出有针对性的干预措施，不同病因的治疗周期及预后都不一样，所以全面综合评估后才能有效干预。

第十八节　网瘾

房间里，顶着黑眼圈、双目无神的晴晴，在电脑前奋力厮杀着，移动鼠标的右手时不时碰到桌上摆放的罐装饮料，刺啦刺啦地喝着。看在眼里急在心里，满脸担忧的晴晴妈妈找到了中医科门诊的小杏咨询。

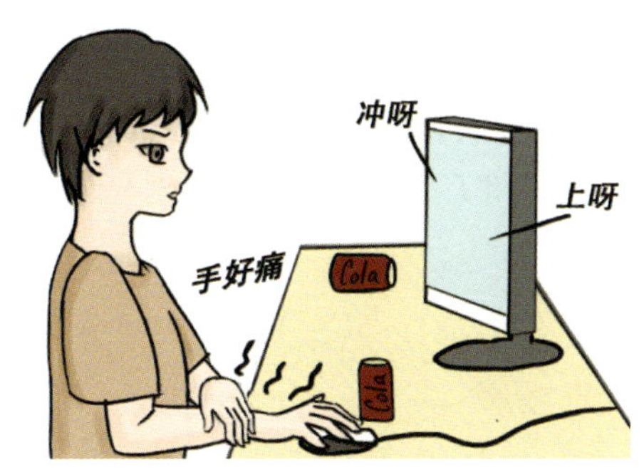

小杏答疑

晴晴妈妈：小杏，我儿子每天就知道玩电脑，对其他事情都不关心，成绩也下滑很严重，这是什么情况呀？

小杏：您儿子可能是上网成瘾了，随着科技和社会的发展，越来越多的青少年开始接触网络，但是“度”没把握好，久而久之就沉迷网络，不能自拔。

晴晴妈妈：网瘾是什么？有什么表现和危害吗？

小杏：网瘾又称为网络成瘾或病理性使用互联网，是指在无成瘾物质作用下的上网行为失控，表现为过度的上网时间，使个体出现明显的社会、心理功能损害。对青少年而言，沉迷网络不仅影响学习、生活、交际以及身心健康，而且不良的网络信息易导致他们的思想产生偏差，引起暴力倾向、自伤等行为，从而引发一系列的社会问题。

晴晴妈妈：沉迷网络这么严重啊，这种现象多吗？

小杏：随着电子科技的发展，网络正渗透到我们生活的每个角落，中国互联网络信息中心发布的第 50 次《中国互联网络发展状况统计报告》数据显示，截至 2022 年 6 月，我国网民规模达 10.51 亿，互联网普及率达 74.4%。互联网给我们带来的便利有目共睹，但成瘾却严重影响人的学习和生活，甚至对社会也造成了一定的危害。

晴晴妈妈：那什么原因会导致网络成瘾呢？

小杏：网络成瘾主要与情感障碍、教育方式、性格特征、社会及家庭环境等因素相关。

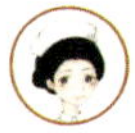

小杏支招

妙招一：耳穴按摩

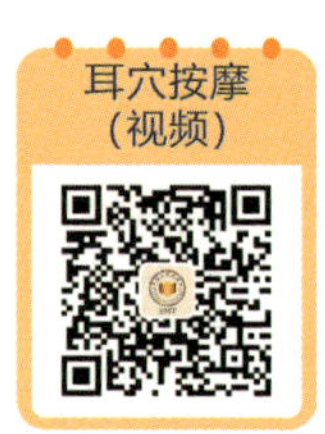

【操作方法】 在耳穴区选取三角窝、耳甲艇、耳甲腔等处，用手指指腹按揉，每日按揉 3～5 次，每次 3 分钟，直至耳郭有酸、胀、热等感觉。

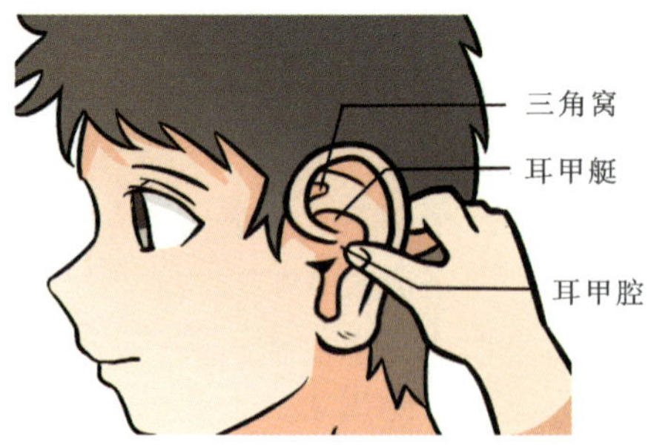

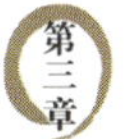

妙招二：八段锦

【操作方法】每日晨起学习并坚持练习八段锦，疏导全身经络，强身健体，也可转移注意力，培养兴趣爱好，以摆脱网络虚拟世界。

八段锦（视频）

妙招三：五行音乐疗法

【操作方法】选择商调式乐曲，如贝多芬的《第三交响曲》，可疏导排遣；选择角调式乐曲，如《江南好》及克莱德曼的现代钢琴曲，可疏肝理气、消火除烦。

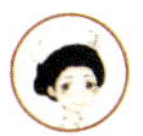

小杏食谱

1. 百合鸡蛋羹

【原　　料】百合 60 克，鸡蛋 2 个，白糖或冰糖适量。

【制　　作】将百合放入锅中，加水 3 碗，煎至约 2 碗百合汤，然后取鸡蛋 2 个，取蛋黄搅烂，倒入百合汤里搅拌均匀，文火煮，再加入白糖或冰糖调味。

【用　　法】每日分 2 次服食。

【功　　效】清心除烦，滋阴安神。适宜于情绪焦虑、多言善惊、烦躁不眠的网瘾患者。

2. 石菖蒲猪心汤

【原　　料】石菖蒲 10 克，猪心 1 个，精盐适量。

【制　　作】将猪心切开、洗净，与石菖蒲一同放入锅中，加水适量，放入炖盅之内隔水炖熟，加精盐调味。

【用　　法】饮汤食猪心。

【功　　效】养心安神，化浊开窍。适宜于情感淡漠、目瞪如愚、傻笑自语的网瘾患者。

3. 莲子心大枣粥

【原　　料】莲子心 3 克，大枣 10 枚，大米适量。

【制　　作】将莲子心研末，与大枣煎煮 40 分钟，再加入大米继续煮烂成粥。

【用　　法】每日 1 次，饭后服。

【功　　效】补心益脾，养血安神。适宜于情绪焦虑、时而躁狂的网瘾患者。

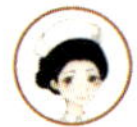

小杏叮嘱

治疗网瘾，不如预防网瘾，那么我们该如何做呢？

（1）养成良好的上网习惯，明确上网的目的和时间，避免无节制的上网。

（2）运用软件 APP 设置上网时间来帮助孩子合理安排上网时间，培养其自控能力。

（3）培养青少年的兴趣爱好、丰富他们的业余生活，减少其接触虚拟网络的机会。

（4）家长和老师要正确引导和合理监督，并控制青少年在家和学校的上网时间和行为，经常开展关于沉迷网络危害的健康教育，做好家庭及学校的网络监控。

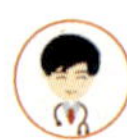

专家提醒

网瘾会直接影响青少年的身心健康，我们必须引起重视，而网瘾患者往往有各个不同层面的障碍，包括机体、精神和认知等方面,居家评估难免会出现偏差。目前，治疗网瘾的方法多种多样，有药物干预、心理干预、社会干预及中医药干预等，各有优势，但单一的疗法具有局限性，所以治疗方案需要进行全面客观评估、综合考虑后再选择。

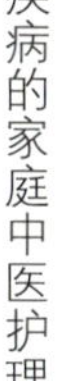

第四章 生活里的中医锦囊

第一节 “起居有常”效率高

你了解“法于阴阳，和于术数，食饮有节，起居有常，不妄作劳，故能形与神俱，而尽终其天年，度百岁乃去”的真正含义吗？这是中医医书四大经典之首《黄帝内经》的经典养生方法。人之所以能够保持体内的正气强盛，展现旺盛的生命活力，达到身心健康、延年益寿的目的，一个重要的原因就在于能够坚持“起居有常”。

起居主要指作息，也包括对平常各种生活细节的安排，比如生活方式的选择、衣食住行的安排、站立坐卧的习惯、一天从早到晚的活动、一年四季变换的适应等。起居有常就是要求人们建立一套科学、合理、规律的日常生活作息制度，日常生活中的工作、学习、休息、娱乐、饮食、睡眠等要顺应自然界的变化规律，并要持之以恒。

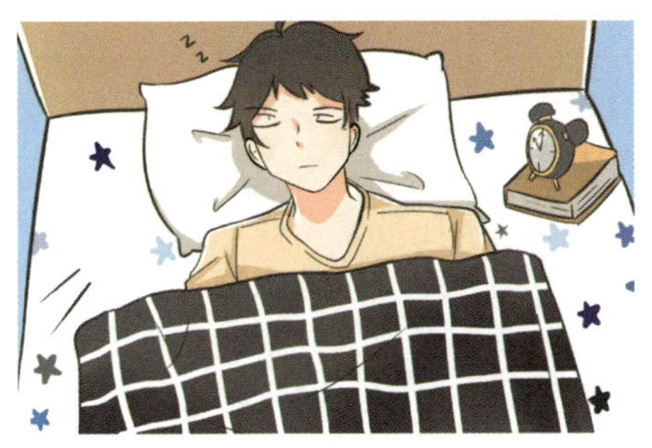

（一）“起居有常”有帮助

1. 学习工作效率高

我们的觉醒和睡眠，与一天之中自然界的阴阳之气的盛衰变化密切相关。白天太阳升起，气温较高，人体阳气生发并逐渐旺盛。阳主躁动，因此人们精神兴奋，活力迸发，宜于学习和工作。夜晚月亮升起，气温降低，人体阴气渐生，阳气潜入体内。阴主沉静，所以人们精神抑制，身体困倦，宜于睡眠和休息。人类应该按照这种变化规律“日出而作，日落而息”，定时工作和学习才能效率高。

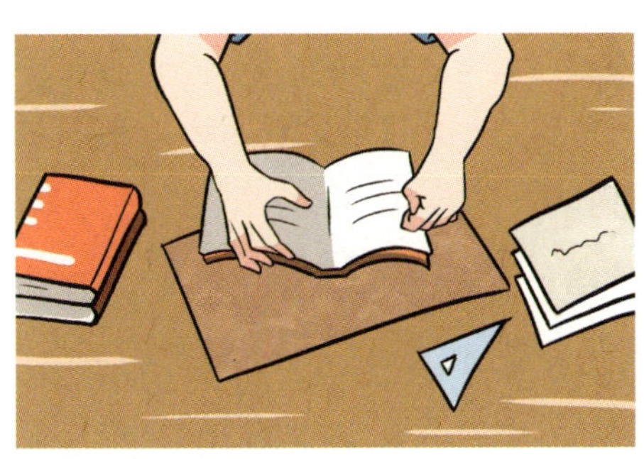

2. 正气不虚身体健

坚持起居有常，能使我们的身体适应自然界阴阳之气的变化，达到不耗伤阴气、不耗损阳气的目的。这样，我们才能保持正气不虚，身体健康。现代医学研究也证实，人体内的生物钟与自然界的昼夜规律相符，按照体内生物钟的规律而作息，有利于机体的健康。而一旦起居失常，比如晚上熬夜，早上赖床，就会耗伤阴气、耗损阳气，导致体内正气虚弱，精神萎靡不振，长此以往还会罹患各种疾病，甚至影响我们的寿命。

（二）“起居有常”的养生智慧

1. 四季起居有讲究

春季随着阳气的逐渐生长，天气由寒转暖，人的活力旺盛，宜晚睡早起，黎明即起。“一日之计在于晨”，上午最宜于学习和工作，同时也是户外运动的好时段。晚上可以稍微晚些休息、睡觉。

夏季随着阳气渐长至极致而阴气渐退，天气逐渐变得炎热，睡眠宜晚睡早起，但不宜长时间待在室外。

秋季阳气开始逐渐衰退，天气由暖转寒，人的活力开始降低，睡眠宜早睡早起。

冬季阴气至极，人宜早睡晚起，早睡可保证充足的睡眠，利于阳气收藏、阴精积蓄。适度晚起，起床或出门最好在太阳出来之后，则能躲避严寒、保养阳气。

2. 睡好午觉与子觉

11：00~13：00 属午时，经上午半日活动，人们阳气都有耗散，加之午时阳气开始转衰，因此午后应注意适当休息来培补阳气。午时属心，午间小憩，则心气旺盛，可确保下午学习和生活的质量。23：00 至次日 1：00 为子时，属一日阴阳交接之时，子时阳气开始生发，犹如种子开始发芽，嫩芽受损则影响最大。这时要及时上床睡觉，以养生发之机。所谓“子时大睡，午时小憩”，小憩可以养心调神，古人把睡“子午觉”称为“盗天地之生机”，可见其重要性。

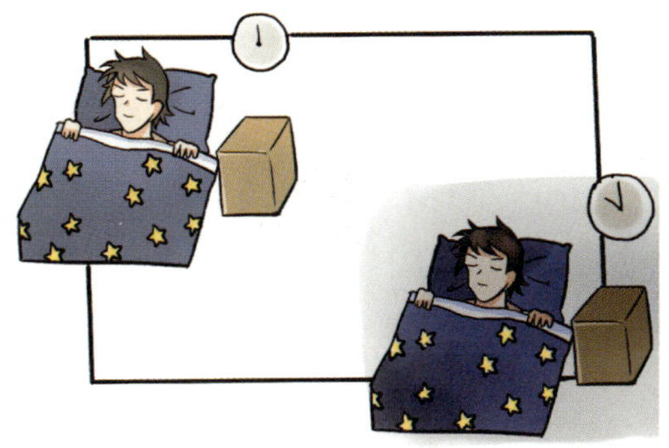

3. 劳逸结合，动静相宜

“起居有常”要求劳逸有常有节，主张中和适度，劳逸结合。经常合理地从事一些体力劳动，有利于活动筋骨，通畅气血，强健体魄，增强体质；但劳累过度，可内伤脏腑，成为致病原因。适度安逸，能消除疲劳，调节心身，恢复体力和精力；若过于安逸，气机郁滞，人体功能活动就会衰退。“起居有常”还要求动静相宜，动以养形，静以养神，动静相宜，则形神共养。

第二节　养心调神益身心

有不少同学反映，有时候坐在课桌前，虽然两眼盯着书本，但常常出现注意力不集中，精神萎靡，什么也看不进去，给他们身心健康和学习生活带来不良影响。

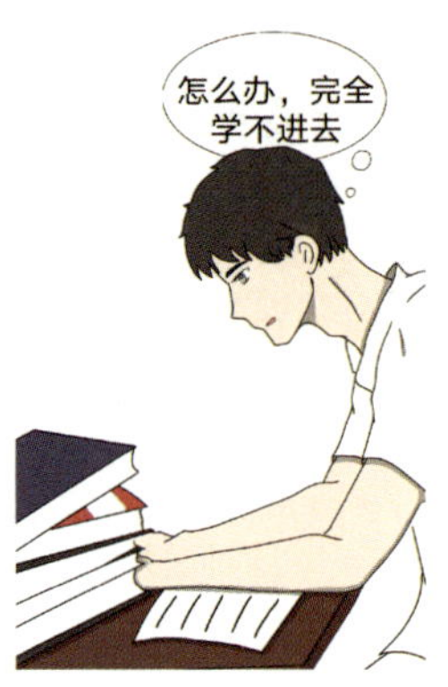

（一）什么是心神

我们都知道"六神无主""心神不宁"等关于心神的成语，这些都从侧面说明心神对身体健康有影响。心是人体的"君主"，对身体各脏器和物质具有统领和主宰的作用。中医学认为，"心主神明"，"神明"即指我们的认知、情感和思维意志。因此，心神不安会影响我们的学习效率和生活态度，严重时会出现心悸、失眠、多梦、爱发脾气等。

孟子说，心之官则思，意思是说，心的功能就是思维。在正常情况下，心气血旺盛，心主神明的功能正常进行，则神志清醒，思维敏捷。青少年处于学习的黄金时期，更应该养心调神来保障

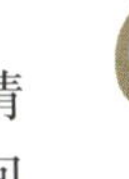

正常的学习生活，且青少年情绪变化大，容易产生消极悲观的情绪，严重者会有轻生的想法。中医学认为，过于强烈或持续时间过长的不良情绪，将对人体的脏腑造成损伤。所以，青少年应该重视养心调神。

（二）怎样养心调神

1. 培养正能量

培养正能量是涵养积极心理品质的源泉。青少年可以多读正能量的图书，与名人神游，汲取他们大半生的智慧，多交正能量的朋友，多做帮助他人的事情，在给自己树立积极乐观的三观的同时丰富自身素养，在面对问题的时候，可以不退缩，不害怕，迎难而上，以积极的心态接受成功或失败的结果，做“阳光”青少年。

2. 和谐人际关系

和谐的人际关系是良好情绪的基本保障。多和父母表达内心的想法，获得他们的理解和支持。多和朋友交流，倾诉内心的苦闷和烦恼，相互鼓励，齐头并进。多和老师沟通，寻求帮助和指导。

3. 适当运动

运动是排解压力的最佳方式。青少年每周须坚持一定量的运动，可以在现代运动方式下，结合太极拳、导引术、五禽戏等中医传统保健运动进行身体锻炼，以促进人体血液循环，缓解神经紧张，有利于

集中注意力。需注意的是，运动不宜在空腹、过累等气血不足的状态下进行。

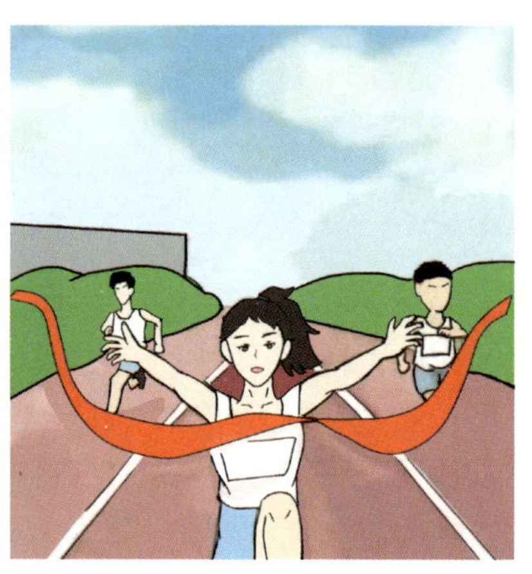

4. 音乐调摄

听音乐也是调摄情志的好方法。

宫音典雅、柔和、流畅、敦厚庄重，犹如大地蕴含万物，辽阔宽厚，可以健脾。

商音高亢、悲壮、雄伟、铿锵有力，可以益肺。

角音舒展、悠扬、深远、高而不亢、低而不臃，春意盎然，生机勃勃，可以疏肝。

徵音轻松活泼、欢快、旋律热烈，如火焰跃动，热力四射，可以养心。

羽音清幽柔和、苍凉柔润，清澈光彩，如天垂晶幕，行云流水，可以补肾。

我们通过聆听五行音乐，可以分别调理五脏的气机，达到条畅情志、舒缓心情，畅通气血运行，促进身心健康的目的。

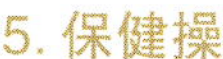

5. 保健操

中医学认为，心主血脉、主神志。如果气血亏虚，心失所养，人就会无精打采，心脉不畅，惊慌不安，所以养神先养心。心在窍为舌，所以我们可以坚持做舌操。在早饭半小时后，做 10 次舌头的伸缩进出和左右晃动练习，也可以身体前倾坐在凳子上，双手十指张开放在膝盖上，用鼻孔吸气，嘴巴张开，将舌头伸出来并且呼气，反复进行 5 次来增强五脏六腑的功能。拍拍“胳肢窝”也可以祛火除心烦，舒缓心神。具体操作方法：左手上举，手掌向上，用右手手掌拍打左腋下；再上提右手，用左手拍打右腋下，每次拍打 30~50 次，反复 5 次。之所以有效，是因为此处有一个穴位叫“极泉穴”，按摩此穴有宽胸理气、通经活络的作用。

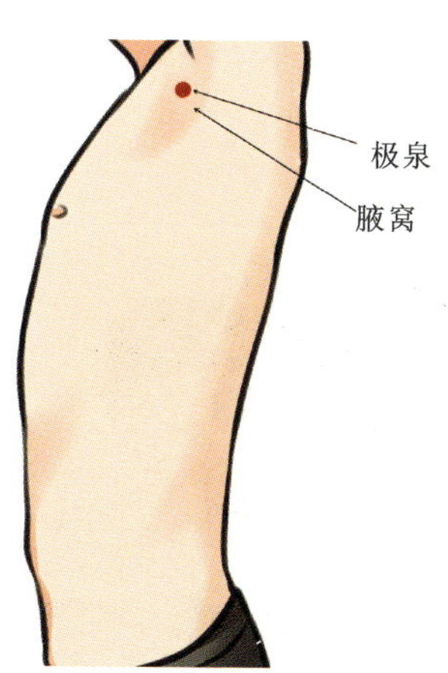

此外，良好的睡眠是调摄情志的重要途径。每天应至少保证 8 个小时的睡眠，尽量避免熬夜，才能以充足的精力和愉悦的心情投入到学习中去。

第三节　多揉穴位身体棒

“道路千万条，安全第一条，行车不规范，亲人两行泪。”这句话想必大家都十分熟悉，正是因为有了行车规范，所以在道路上的人们才会有安全感。其实不仅仅是交通网络上的道路，在人体内也分布着许多的道路，这便是经络。人体气血每日要通过经络这个交通网络滋养全身。只有气血运行舒畅，脏腑濡养充分，机体才能健康，精神才能饱满。

但是，交通道路在一些枢纽部位难免会发生堵车，而在人体内也一样，人体经络上有种叫腧穴的凹陷，这里容易发生气血瘀滞，当气血不畅，身体平衡被打破，病邪便会趁虚而入。那么拥堵的时候我们该怎么办？一个很简单的办法就是按摩，也称作中医推拿。

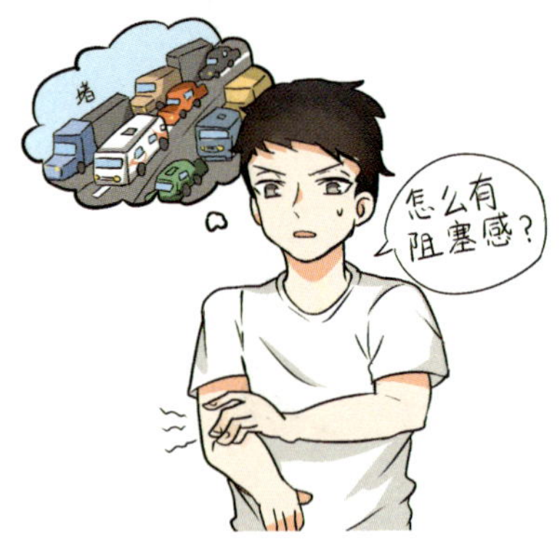

下面就为同学们推荐一些常用的对身体非常好的穴位。

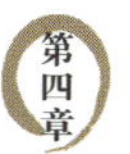

1. 足三里

足三里穴位于外膝眼下3寸（除拇指外的四指并拢则为3寸），胫骨外一横指处。

民间有“常按足三里，胜吃老母鸡”的说法。足三里穴是足阳明胃经的要穴，足阳明胃经属胃络脾，而脾胃是人后天生存的根本。刺激足三里穴能促进消化，增进食欲，并能疏风散寒，扶正祛邪。平常保健可调节机体免疫力，强壮全身。在家中我们可以采用按揉的方法，人坐在床上或沙发上，双腿伸直，用拇指或示指、中指按揉同侧足三里穴，直至局部产生酸胀感。然后再用另一只手的拇指或示指、中指按揉另一侧的足三里穴，每次按揉5~10分钟，每分钟按揉15~20次。

张杲在《医说》中强调：“若要安，三里莫要干。”说明反复灸足三里穴也可以起到预防保健的作用。

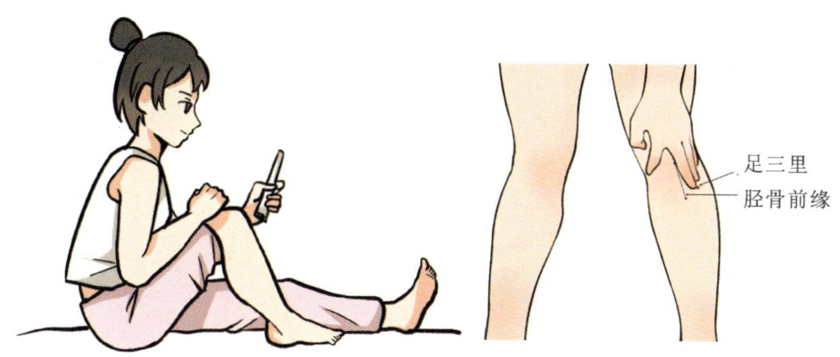

2. 大椎穴

大椎穴在颈后正中，正坐低头时颈部最高点下方凹陷处。

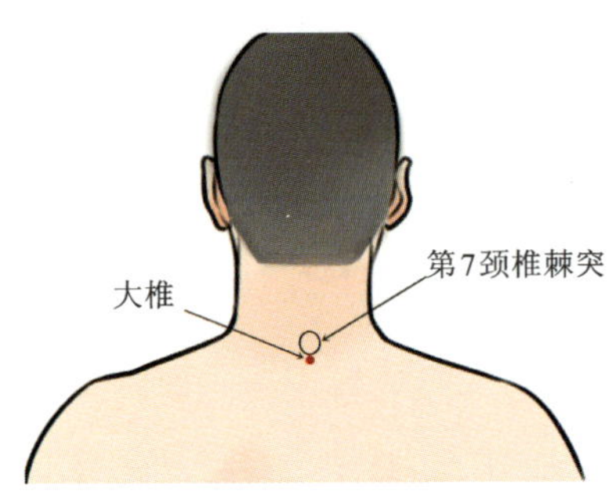

按摩此穴可以使人精神抖擞，振奋阳气，提高自身免疫力，防止疾病的发生，还可用于用脑过度引起的疲劳、头胀、头晕，伏案或低头过度引起的项强不适、颈椎病、血管紧张性头痛等。按摩此穴可用示指、中指、无名指，三指合力，揉动 100~200 次即可。同学们经常揉一揉大椎穴，能让你身体健康，意气风发！

3. 神阙穴

有的人小时候经常肚子痛，这时家中老年人就常常按揉其肚脐，不一会儿，疼痛就减轻了，这是为什么呢？这就关系到一个很神奇的穴位——神阙穴，此穴位于脐中央，即我们常说的肚脐眼。

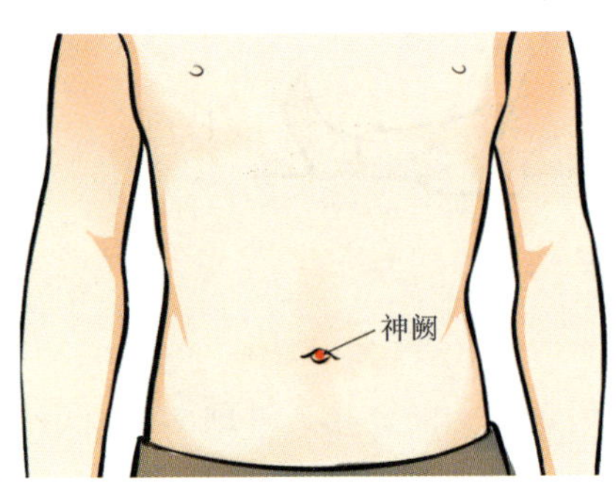

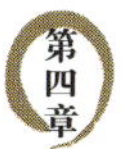

我们在胎儿时期通过脐带获得营养，所以肚脐也被称为“生命之源”。神就是神气，阙是门楼的意思。神阙的意思就是神气通行的门户，所以经常按揉这个穴位可以使人神气十足，精力充沛。按揉此穴时先应将左手掌心叠于右手背，右手掌心对肚脐，顺时针方向按摩 50~100 次，双手交替逆时针按摩 50~100 次，以腹部发热为宜；再以两手十指相扣，手掌置于肚脐，向下搓擦 30~50 次，以下腹部发热为宜。

4. 合谷穴

将一手的拇指指间关节横纹放在另一手拇指、示指之间的指蹼缘上，拇指尖下即是合谷穴；或者拇指、示指合拢，肌肉的最高处即是。

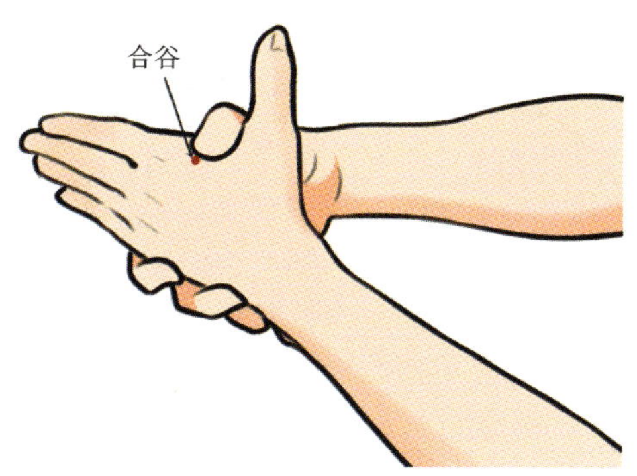

“面口合谷收。”古人的针灸歌诀总结出合谷穴这个重要穴位的主治病症。当出现了牙疼、头痛或者头晕耳鸣等头面部不适时，我们可以刺激合谷穴，并且长期按摩此穴还能增强免疫力。具体方法：右手掌心放在左手背，然后使用拇指采取适当力度来回环揉，按合谷穴要一松一紧，每 2 秒按 1 次。力量要稍强，按对了则会出现酸、麻、胀感。若有蹿到示指端和肘部以上的感觉，则是得气了，效果较好。每侧穴位可以操作 50 次左右。

5. 肩井穴

人有时候学习时间长了，会感觉肩背部酸痛，这时候怎么办呢？不妨跟好朋友相互揉一揉肩井穴。肩井穴在大椎穴与肩峰端连线的中点，两筋之间，按压此处有明显的酸胀感，正坐取穴。

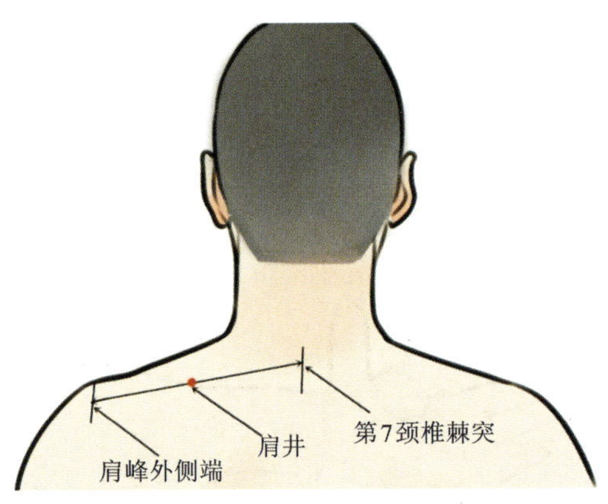

多揉揉这个穴位，可以让气血更为顺畅，对缓解肩背部酸痛非常有帮助。按摩时用拿捏法，即用两手拇指、示指、中指分别拿对侧的肩井穴。拇指在前，示指、中指在后，提拿 10 次即可。

我们身体上的这些保健穴位，轻松按一按、揉一揉，就可能让身体更健康。这些穴位按摩有的可以自己独立完成，不能独立完成的可以求助于家人或者同学帮忙。穴位按摩是目前公认的绿色、无害的非药物疗法，它是一种良性的、有序的、具有双向调节性的物理刺激，避免了药物所带来的不良反应。中医腧穴每日揉，健康身体自然到。同学们，这几个穴位你们记住了吗？

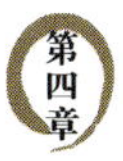

第四节　调理脾胃须多举

同学们正是长身体的时候，对食物的营养需求高。但是有的同学会出现一个非常奇怪的现象，那就是吃得多，但是不长肉，也不长个儿。所以，很多妈妈会犯嘀咕："家里好吃的都让孩子吃了，但是都吃到哪儿去了呢？孩子还是这么瘦小！"

其实，这种情况在中医上叫胃强脾弱，简单地说，胃是消化食物的，脾则是把胃消化食物后形成的营养物质输送到全身各处。打个比方，胃就像工厂里的工人，脾就像工厂里的司机。厂里的工人非常棒，制作出了很多产品，但是司机却不够给力，不能把产品运送到需要的地方。只能消化，不能吸收，这样的人当然就吃得多，却不长个儿了。

（一）山药——平补脾胃的良药

怀山药是中国传统的保健佳品，在周朝时期就是皇室贡品，今为"国药之宝"，素有"怀参"之美誉。中医学认为，山药性平，

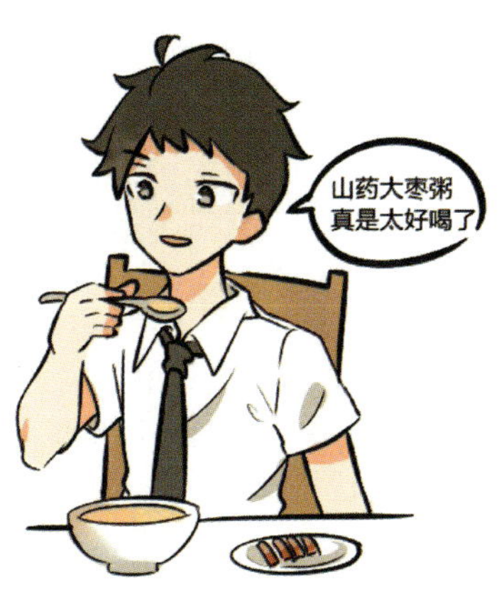

具有补脾胃、益精补气等功效，久用可令人耳聪目明，延年益寿。常吃山药对青少年的身体非常好。

1. 山药大枣粥

【原　料】大米150克，山药20克，大枣10克。

【制　作】将山药洗净，去皮，切碎备用；把大枣洗净；再把大米洗净，放入锅中，加水后煮粥。待粥煮熟后，放入大枣、山药，再用小火煮15分钟即可。

【用　法】日常食用，不限摄入量。

【功　效】健脾益胃，平补肝脾肾。

2. 拔丝山药

【原　料】山药500克，白糖100克，青红丝10克，枸杞子10克。

【制　作】将山药洗净，去皮，切成棱块，再将枸杞子洗净，剁碎。制作时，在锅内加入植物油，烧至六七成熟时，将山药入油炸至内软外硬，呈金黄色时捞出。随后锅内留油少许，倒入白糖，当白糖炒至呈淡黄色且出丝时，加入炸好的山药，锅内翻均匀，撒上青红丝、枸杞子碎即可。

【用　法】日常食用。

【功　效】补中益气，强筋健脾。

（二）"开胃穴"让我们大口吃饭

中医学认为，胃主受盛，脾主运化，一个主管食物的收纳，一个主管食物的消化，两者搭配才能吃嘛嘛香，所以食欲不振的主要原因就是脾胃功能不好。治疗食欲不振，我们身体上就有很多"开胃穴"，经常按一按，就可能让胃口大开。

1. 中脘穴

中脘穴位于剑突（人体正面中线肋骨下软硬相接的地方）和肚脐连线的中点。中脘穴为人体任脉上的主要穴位之一，临床上常用来治疗慢性胃炎、功能性胃肠病等消化系统疾病。在家中，可用指端或掌根按揉此穴，每次 5 分钟左右，直到局部产生酸胀感。同学们也可以用掌心或四指按摩中脘穴，每次 5~10 分钟。每日 2 次，坚持 1 个月，即可改善食欲不振、消化不良等症状。

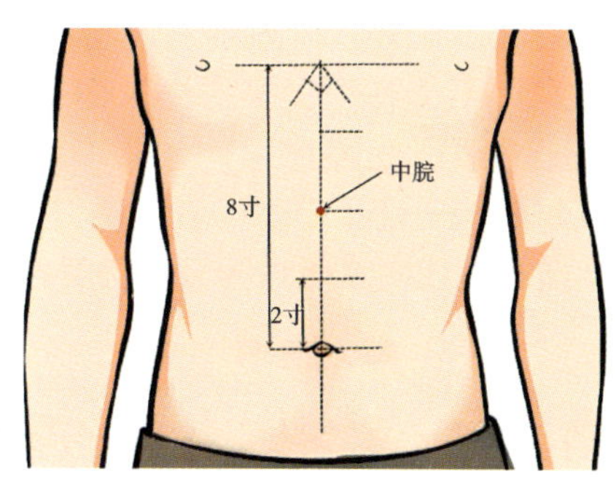

2. 足三里穴

足三里穴具有生发胃气、燥化脾湿的作用，临床上常用来治疗胃痛、胃胀、恶心、呕吐、食欲不振等消化系统疾病。《灵枢》记载：“邪在脾胃，则病肌肉痛，阳气有余，阴气不足……皆调于足三里。”

人取坐位，拇指用力按揉同侧的足三里穴，直至局部产生酸胀感，再用另一只手的拇指按揉另一侧的足三里穴，每次按压 5~10 分钟，每日可重复 4~5 次。

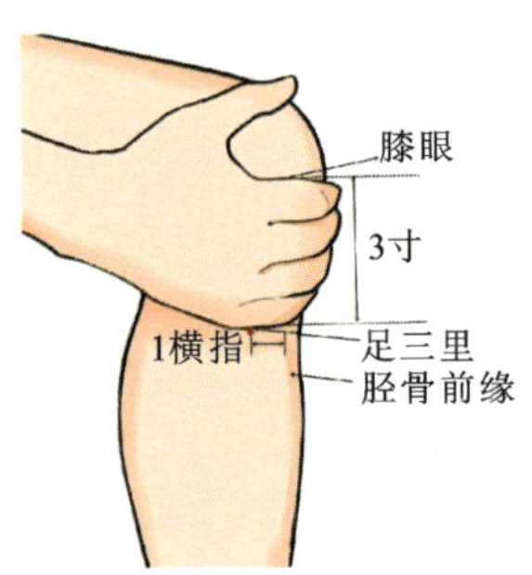

脾胃难养，脾胃一旦受伤，再想恢复就会很困难。因此，同学们一定要按时吃饭，不能在饮食上马虎了事，饥一顿、饱一顿将有损于脾胃。而且，要少吃零食，多吃水果和蔬菜，其中有很多维生素，可以促进胃液分泌。例如，在两餐之间喝杯菠萝苹果汁，既能开胃，又能补充维生素，对健康十分有益。

第五节　科学防治黑眼圈

青少年的黑眼圈问题较为普遍。青少年发生黑眼圈的原因不外乎繁重的学业和压力，疲劳与熬夜成了罪魁祸首。黑眼圈不仅影响青少年的颜值，如果长期存在还预示着一些健康问题。

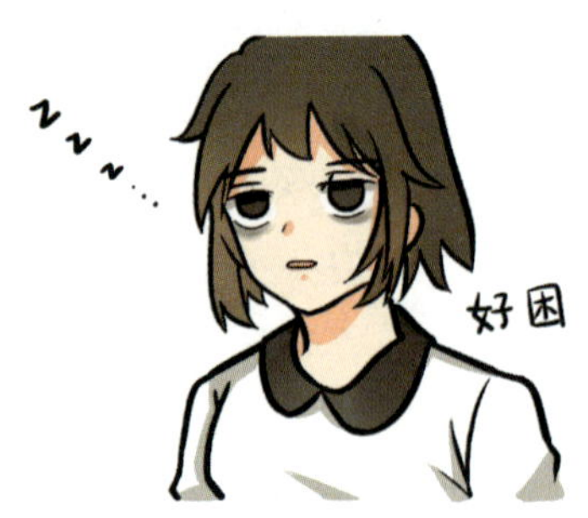

“为啥会有黑眼圈呢？”，大家普遍知道的是没睡好，其实从中医的角度来看，或许还与你的五脏关系甚密。

中医学认为，眼胞部位在脏分属于脾，脾气虚弱，使眼睑内血流不畅，出现眼圈青黑，而肝开窍于目，五色中黑色对应肾。所以防治黑眼圈，需要活血化瘀、健脾除湿、滋补肝肾。

（一）按摩活血促循环

穴位按摩有助于活血通络，打通血脉，改善黑眼圈。①按摩眼周的穴位，如攒竹穴（眉头凹陷处）、丝竹空穴（眉毛外端凹陷处），用拇指或示指轻轻向内侧推揉，以局部感觉酸胀为佳；如太阳穴（眉梢与目外眦连线中点外旁开 1 寸凹陷处），用中指按住穴位轻轻推揉，以局部有酸胀感为佳。②双手中指、无名指并拢，绕眼部环形分别做横“8”字按摩，轻抹双眼睑各 10 次，指腹轻弹眼周皮肤色黑处 1 分钟。每日按摩 10 分钟左右，通过温和地刺激眼周，促进血液循环，减少色素的沉积，减轻黑眼圈。

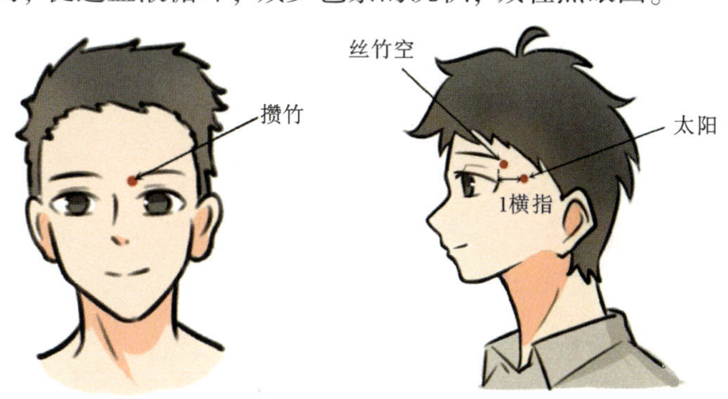

（二）睡眠充足少不了

《灵枢・口问》曰：“卫气昼日行于阳，夜半则行于阴。阴者主夜，夜者主卧……阳气尽，阴气盛，则目瞑；阴气尽，而阳气盛则瘥矣。”合理规律的睡眠能够使人的身体达到阴阳平衡，中医学认为，阳气得阴相助，则生化无穷，阳气的旺盛有赖于夜晚的阴血充养。长期睡眠时间不足，耗伤阴液，使津液阴血无法得到濡养而阴亏血虚，导致疾病，体现于眼周便生成黑眼圈。

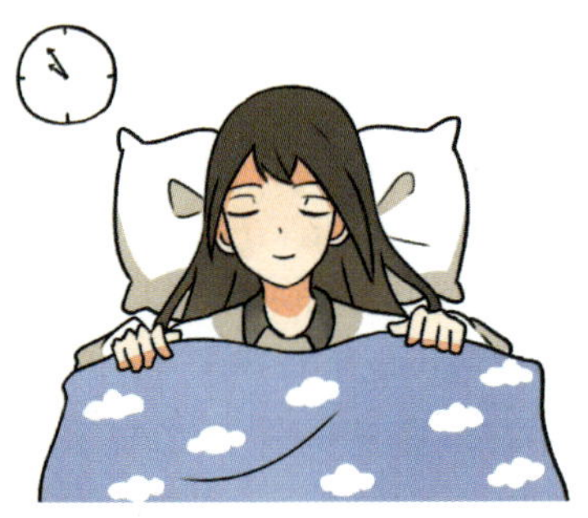

（三）中医食补见真章

中医讲究药食同源，在饮食中获得健康，用食补达到平衡，推荐食谱如下。

1. 当归鸡汤粥

【原　　料】当归 10 克，川芎 3 克，黄芪 5 克，红花 2 克，鸡汤 1000 克，粳米 100 克，米酒适量。

【制　　法】先将当归、川芎、黄芪、红花用米酒清洗，切成薄片装入布袋，加入鸡汤和清水，煎出药汁。去布袋后加入粳米，用旺火烧开，再转用文火熬煮成粥。

【用　　法】每日 1 剂，分数次食用。

【功　　效】益气健脾，养血活血。适宜于血虚导致的黑眼圈患者。

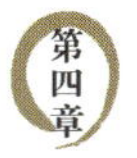

2. 枸杞猪肝汤

【原　　料】枸杞子 50 克，猪肝 400 克，生姜 2 片，盐少许。

【制　　法】枸杞子、猪肝、生姜分别用清水洗净，猪肝切片，生姜去皮切 2 片。先将枸杞子、生姜放入锅中，加适量清水，猛火煲 30 分钟左右后改用文火炖 5 分钟左右，再放入猪肝。待猪肝熟透时，加盐调味即可。

【用　　法】佐餐服用，早晚各 1 次。

【功　　效】补虚益精，清热祛风，益血明目。适宜于肝肾亏虚所造成的黑眼圈患者。

第六节　安心度过考试期

“考试”，一个让少男少女们头疼的词。每年的高考话题都能久居热搜，点击度、热议度居高不下，而每年都会有因为考试期焦虑、心烦、过度紧张而导致考场失利的学生。细数多少个埋头苦读的日日夜夜，案前人高的书，平日里苦战过的题海，青少年

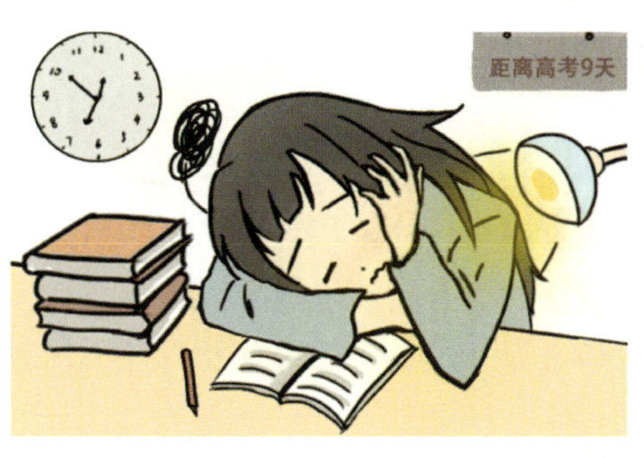

们要怎样才能稳定发挥，安心度过考试期，不辜负自己的每分努力呢？

中医不存在“焦虑”一说，但临床表现上与情志病相似，与中医的“不寐”“惊悸”“郁证”等存在一定的联系。思虑劳心，忧思过度，可致心脾两虚、心失所养；脾运之机不振，以致化源不济、气血不充，导致考生常出现头晕心悸、倦怠乏力、失眠多梦、记忆力下降、消化不良等症状，造成考试期的不适，影响考试的正常发挥。

（一）百合食方安你心

百合花纯净美好，望之令人心情舒畅，而百合入药属心经、肺经，可清心安神，对于考试期焦虑的学生是再好不过的一味食材。

1. 冰糖炖百合

【原　料】百合、冰糖各 60 克，款冬花 15 克。

【制　作】将百合洗净，与款冬花一同放入锅内，加水后用文火炖煮，快熟时加入冰糖，炖至百合熟烂时即可食用。

【用　法】可作点心，温热食。

【功　效】宁心安神，清心养肺。

2. 百合大枣粥

【原　料】百合 9 克，大枣 15 克，大米、冰糖各适量。

【制　作】将百合用沸水泡 10 分钟，以沏去一部分苦味。大米淘洗净，和百合、大枣一起用文火缓熬成粥，加冰糖适量即成。

【用　法】早晚餐食用。

【功　　效】补中益气，清热安神。

（二）穴位按摩舒脾胃

许多人考前都有腹泻等消化问题，在考试中也影响考试的发挥，中医有句话叫“肚腹三里留”，是指很多脾胃消化问题足三里穴就能解决。足三里穴怎么找？保持坐姿，膝盖处会有两个凹陷，外侧凹陷下四指的地方就是足三里穴，这个穴位主要治疗胃痛和消化不良，古人称它为“长寿穴”。患者可以用示指与中指按揉穴位，按摩的手法应由轻到重，以有酸、胀、痛感为度，按摩3~5分钟，每日可按摩多次。

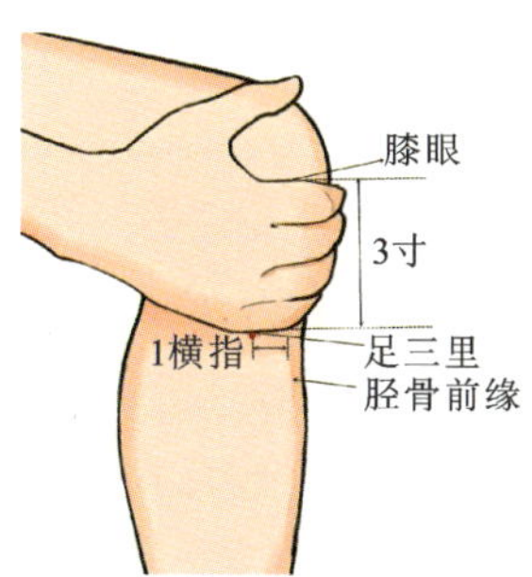

同学们还可通过顺时针抚摩中脘穴和肚腹，促进肠胃蠕动，改善便秘腹胀，解决考试期胃肠功能紊乱的困扰。

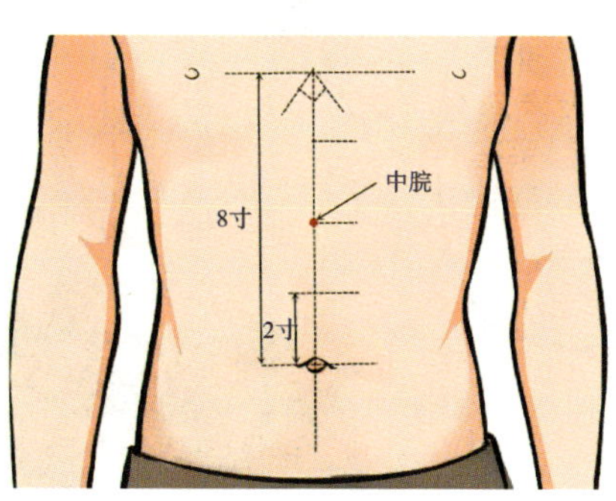

(三)芳香疗法去烦恼

植物在中医中是人类健康的好帮手，而一些带有芳香气味的植物含有改善人们心情的成分，从中提取的植物精油可以有效缓解消极情绪，比如薰衣草精油，就能控制焦虑情绪，同学们可以试试在夜晚入眠时，在枕头上滴上几滴薰衣草精油，或许能让你睡个不错的觉，开启一个平静积极的明天。

考试期的压力无法避免，但更要注意调节自己的心情，正视考试，扎实学习，在此基础上通过以上方法，使自己在考试期达到身心的平衡与舒适。预祝青少年朋友们考试顺利，正常乃至超常地发挥，不负辛苦、不负韶华。

第七节　击碎久坐“黑魔法”

中学生课业繁重，每天早早就到教室开始一天的学习，课余时间也在上厕所补觉之间纠结，在这样的常态下，久坐族也在青少年群体中不断庞大起来。然而久坐真的好吗？虽然得到片刻的

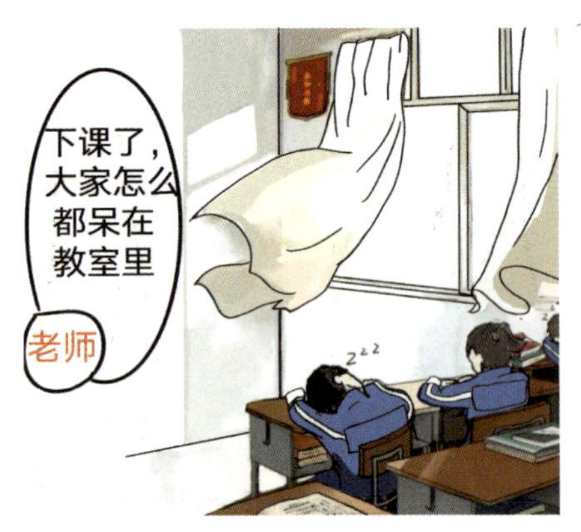

休息，但久坐却对你的身体施下了重重“黑魔法”。

《素问·宣明五气》篇在对“五劳所伤”的论述中指出，久坐会损耗五脏精气，从而伤精气所化之肉，肉依附于筋骨，肉有损伤，则筋骨必伤，导致全身各个部位的肌肉酸痛，增加颈椎和腰椎患病的概率。有研究表明，久坐会导致脂肪在腹部堆积，体脂率升高，让青少年朝着肥胖的道路越行越远，所以同学们，动起来吧，击碎久坐的“黑魔法”。

（一）八段锦

这项起源于北宋时期的传统功法，由八段柔和优美的动作构成。八段不同的动作，有助于帮助同学们伸展四肢、调理脏腑气机。课间时分让胳膊腿脚动起来，能缓解课堂时间带来的肢体僵硬，久坐伤害须从源头抓起。

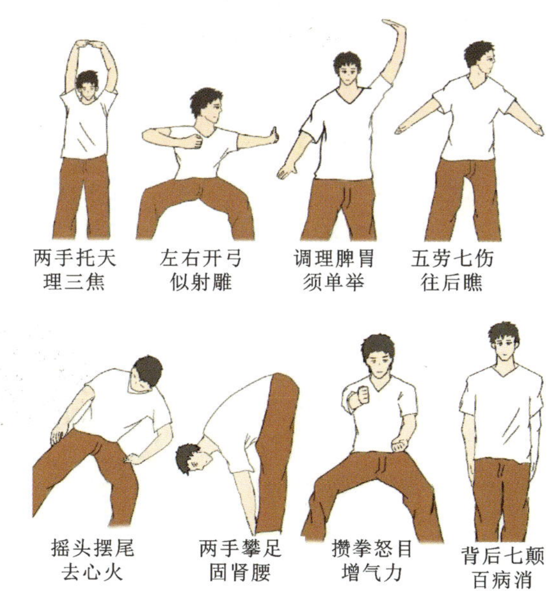

（二）蝴蝶展翅

双手上举与头等高，屈肘成“W”形；握拳，拇指向后；背部肌肉收紧，肩胛骨靠拢，保持用力 3~5 秒。这个简单的动作能有效锻炼背部肌肉，放松肩背，帮你开启一堂又一堂元气满满的课。

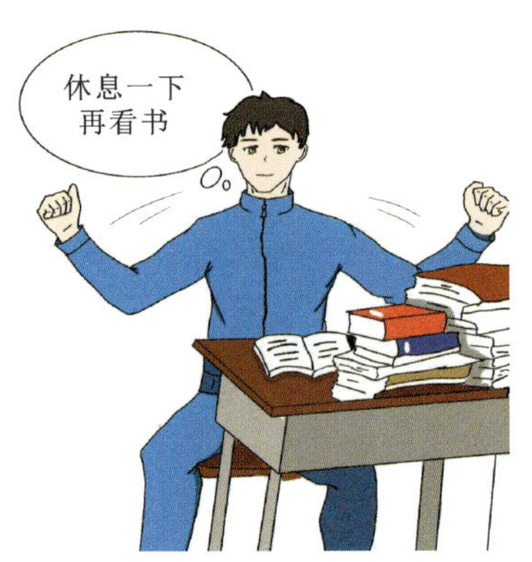

（三）颈部保健操

颈部保健操是一套简单易行的医疗体操。具体步骤见二维码。这套保健操主要锻炼因长时间的低头姿势而伤害到的颈椎，缓解颈椎的酸痛不适感。此外，还可以配合每日早晚各做 1 次“米”字颈椎操，以鼻尖为“笔尖”，头部以按写米字的轨迹旋转仰曲，每写完 1 个米字，便将头部围着“米”字圈一圈，反复写“米”字约 10 次。动作要慢，幅度应根据自己的适应程度而定。

同学们，在紧张的学习生活中，不要忘了抽出时间来照顾一

下自己疲惫的身体，课间在上厕所和补觉之间，不妨多出一种选择，站起来，动动手，动动腿，击碎久坐的“黑魔法”。

第八节　告别吧！龋齿君

“牙痛不是病，痛起来真要命。”相信有过龋齿的同学们都应该深有体会。第 4 次全国口腔健康流行病学调查结果显示：12 岁儿童恒牙患龋率为 38.5%，尽管随着健康知识的普及，大家都知道早晚刷牙，保持口腔清洁，才能有效预防龋齿，但龋齿仍普遍存在于青少年群体中。

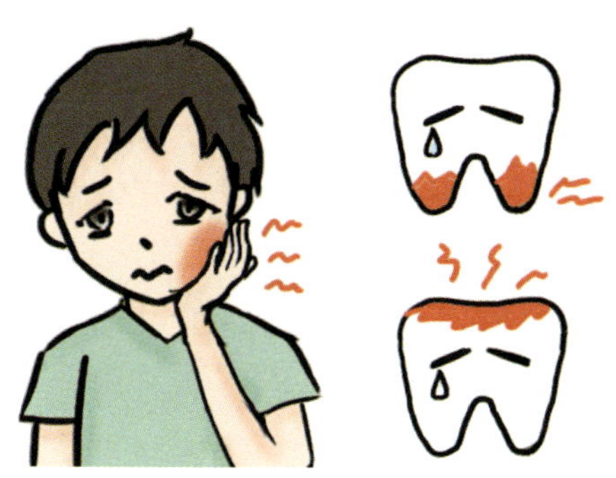

《普济方》中说“有虫窍者，皆是虫牙”，可以看出，古人认为龋齿，多是因为有虫。那么，中医如何应对此“虫”？

（一）古人奇方可杀“虫”

含漱方，即用中药煎成汤后，将药汤含在嘴里漱口，但不吞下，常用来治疗口腔疾病，中医治疗蛀牙时也常常使用此法。在《验方新编》里记载了一个治疗虫牙疼痛的漱口方，并称其屡试神验，用此断根，尊称其为虫牙第一方。具体用法：取明雄黄、小磨麻油适量，调匀含口内，漱片刻，吐出再漱。

用金银花、细辛、白芷、蜂房煎水含漱口腔，每日3~4次，可辛散辟邪，杀虫止痛。

咬药法，即用胡椒、荜茇或樟脑末、薄荷各等份，研磨成细末，用棉裹在疼痛处咬住，每日3~4次，可止痛。

（二）美食竟可缓"虫"痛

1. 贻贝苁蓉黑豆汤

【原　料】贻贝、肉苁蓉各30克，黑豆150克。

【制　作】将贻贝泥沙洗净，黑豆洗净，肉苁蓉切片，一同放入锅里，加清水适量，熬煮1小时以上，然后取汁，一次性服完。

【用　法】每日1剂，连服数日，待牙痛痊愈为止。

【功　效】滋阴降火。适宜于龋齿牙痛及虚火上炎的牙龈肿痛者。

2. 皮蛋腐竹咸猪瘦肉粥

【原　料】皮蛋2个，腐竹60克，猪瘦肉100克，大米适量。

【制　作】将皮蛋、腐竹、猪瘦肉、大米放入锅中，加水适量，煲粥。

【用　法】连吃2~3日。

【功　效】滋阴降火。适宜于龋齿疼痛者。

3. 香蕉皮炖冰糖

【原　料】香蕉皮2个，冰糖30克。

【制　　作】隔水炖服。

【用　　法】每天 3 次。

【功　　效】清热泻火。

（三）改变习惯防“虫”扰

坚持早晚刷牙，饭后用清水漱口，减少食物残留在口腔的时间，防“虫”骚扰；少食用甜食和碳酸饮料，减少对牙齿的伤害，可以食用一些含钙丰富的食物，如牛奶、鸡蛋等；适当使用含氟牙膏；注意锻炼身体，增强抵抗力，定期检查口腔健康。

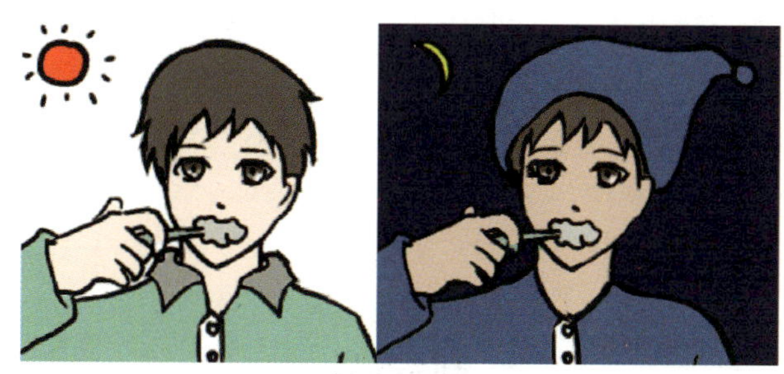

“三分治病，七分养”，防龋工作要从日常习惯抓起，养成好习惯，预防龋齿出现，发现龋洞也不要慌张，及时去医院填充“虫”洞，让“龋齿君”无处藏身。

附录

腧穴，就是人们常说的“穴位”。腧通“输”，有转输、输注的含义；“穴”即孔隙，或凹陷、空窍。所以，腧穴的本义是指人体脏腑经络之气转输或输注于体表孔隙等的特殊部位，是针灸治疗疾病的刺激点与反应点。

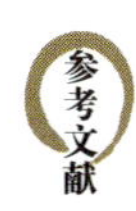

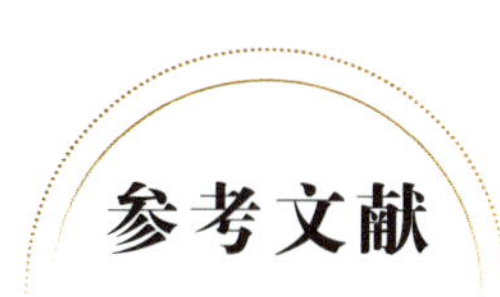

参考文献

[1] 崔焱，仰曙芬. 儿科护理学[M]. 6版，北京：人民卫生出版社，2017.

[2] 梁伍今. 儿科护理学[M]. 北京：中国中医药出版社，2016.

[3] 孙钰玮，赵小菲. 儿科学[M]. 北京：中国医药科技出版社，2017.

[4] 典迎彬，任献青. 小儿常见病中医综合疗法[M]. 北京：电子工业出版社，2019.

[5] 张明，朱爱松. 家有小郎中[M]. 北京：中国中医药出版社，2018.

[6] 孙光荣，王琦. 全国中小学中医药文化知识读本[M]. 北京：中国中医药出版社，2020.

[7] 韩新民，熊磊. 中医儿科学[M]. 北京：人民卫生出版社，2016.

[8] 孙秋华. 中医护理学[M]. 4版，北京：人民卫生出版社，2017.

[9] 谢梦洲，朱天民. 中医药膳学[M]. 北京：中医中医药出版社，2016.

[10] 巴颖，郭玉兰. 常见病预防训练掌中宝：肥胖症[M]. 北京：中国协和医科大学出版社，2015.

[11] 韦良渠. 治疗脚气验方[N]. 中国中医药报，2018.

[12] 陈春艳，徐鸣曙，施茵. 刮痧治疗肥胖症[N]. 上海中医药报，2017.

[13] 周童，方超，程刚，等. 307例青少年白发调查及中医防治方法[J]. 中医药临床杂志，2019，31(1)：80-83.

[14] 陈凯，梁翠菲. 咳嗽的全科诊断策略[J]. 中国全科医学，2021，24(13)：1707-1710，1716.

[15] 王勤. 宣通汤配合穴位按摩为主治疗儿童上气道咳嗽综合征 39 例[J]. 浙江中医杂志，2013，48(7)：506-507.
[16] 曹桂英，李东雅，邓灿. 艾灸合暖宫贴干预寒湿凝滞型痛经的临床观察[J]. 湖南中医药大学学报，2020，40(5)：602-606.
[17] 万梨. 瑜伽干预原发性痛经的研究综述[J]. 中国性科学，2018，27(8)：122-125.
[18] 董欣. 痛经的药膳食疗探讨[D]. 哈尔滨：黑龙江省中医药科学院，2019.
[19] 钱景丽，吴小凤，商施锞，等. 过敏性鼻炎中医外治法研究概况[J]. 中医临床研究，2020，12(14)：139-143.
[20] 孙琪，李朝霞，荆丽娟，等. 鼻部九法推拿治疗儿童变应性鼻炎的效果[J]. 广东医学，2018，39(11)：1741-1744.
[21] 王丽虹. 中药熏洗治疗踝关节扭伤的疗效观察[J]. 海峡药学，2020，32(9)：143-144.
[22] 王丽杰，刘炜，唐杰. 穴位按摩配合音乐治疗焦虑症[J]. 实用医药杂志，2015，32(3)：265.
[23] 裴久国. 青少年健康教育读本[M]. 北京：中国医药科技出版社，2020.

图书在版编目(CIP)数据

青春有“理”不迷茫：青少年家庭中医护理 / 杨金花主编. —长沙：中南大学出版社，2022.9

（全民大健康：家庭中医护理攻略 / 罗尧岳主编）

ISBN 978-7-5487-4975-2

Ⅰ. ①青… Ⅱ. ①杨… Ⅲ. ①中医学—护理学 Ⅳ. ①R248

中国版本图书馆 CIP 数据核字(2022)第 112957 号

青春有“理”不迷茫——青少年家庭中医护理

QINGCHUN YOU“LI” BU MIMANG——QINGSHAONIAN JIATING ZHONGYI HULI

杨金花　主编

□出 版 人　吴湘华

□策划编辑　汪宜晔　陈海波　王雁芳

□责任编辑　王雁芳

□责任印制　唐　曦

□出版发行　中南大学出版社

社址：长沙市麓山南路　　邮编：410083

发行科电话：0731-88876770　　传真：0731-88710482

□印　　装　湖南鑫成印刷有限公司

□开　　本　880 mm×1230 mm　1/32　□印张 6.25　□字数 157 千字

□版　　次　2022 年 9 月第 1 版　□印次 2022 年 9 月第 1 次印刷

□书　　号　ISBN 978-7-5487-4975-2

□定　　价　32.00 元